Atemtechniken

Die geheime Kraft der Atmung

Wie Sie praktische Atemübungen dafür nutzen volle Gesundheit zu erlangen, Entspannung zu finden und unterschiedliche Krankheiten wie Asthma loszuwerden

Luca Fiedel

Inhalt

Vorwort

Atmung ...

Ein Geheimnis, das jeder kennt, von dem aber nur relativ wenige Menschen wissen, was es wirklich bedeutet.

Seit unserer Geburt atmen wir ein und aus, aus und ein.

Und wir tun es ein Leben lang.

Es ist etwas, das uns gegeben wurde.
Es ist der Inbegriff des Lebens selbst.

Wir atmen, also leben wir.

Doch was ein „offenes“ Geheimnis ist, stellt sich bei genauerem Hinsehen als weitaus tiefgründiger dar, als man vielleicht denken mag.

Atmung ist nicht nur der lebenswichtige Schlüssel zum Leben, so wie Ihr Herzschlag.

Atmung ist auch der Torweg zu nachhaltiger Gesundheit und einem bewussten, achtsamen Leben.

Jeder besitzt ihn.

Doch wer nutzt ihn auch sinnvoll?

Dieses Buch soll Sie darüber aufklären, was Atmung ist, wie sie funktioniert und welche inneren Organe daran beteiligt sind; aber auch darüber, wie Sie Ihre eigene Atmung als ein natürliches Hilfsmittel gegen oftmals zivilisationsbedingte asthmatische Atemwegserkrankungen, COPD, aber auch gegen Angst- und Panikattacken, sowie schlechten Schlaf effektiv einsetzen können.

Wer Höchstleistungen erbringen muss, muss seine Atmung steuern können.

Dasselbe gilt aber auch für die Entspannungsphasen, die Ihr Körper braucht, um immer wieder von Neuem funktionieren zu können.

Auch hier lassen sich gezielt Atemtechniken nutzen.

Atmung unterstützt Sie bei der Behebung von oder bei der Vorbeugung gegen zahlreiche Beschwerden und Erkrankungen.

Entgegen so mancher Behauptung, die man immer wieder lesen kann, ist die Atmung allerdings kein „Allheilmittel“.

Sie ist ein Tool, das zusammen mit anderen Mechanismen, die Ihnen zur Verfügung stehen, wie z. B. Entspannungsübungen, Yoga, Meditation, sehr wirksam genutzt werden kann.

Das ist ein weiterer Fokus dieses Buches.

Auch hierzu werden Sie zahlreiche Tipps und Übungen, übersichtlich und Schritt für Schritt erklärt, in diesem Buch finden.

Und es wird Ihnen leicht fallen, die hier vorgestellten Übungen in Ihren Alltag zu integrieren.

Sie sind für unterschiedliche Bereiche und Zielsetzungen ausgelegt und sind ganz nach Bedarf, Belieben oder Notwendigkeit durchführbar.

Auch wenn die Atmung etwas ist, das der Mensch von Natur aus mitbekommen hat, auch wenn sie der lebenswichtige Automatismus unseres Organismus ist, der bewusste Umgang mit ihr erfordert einige Disziplin.

Hier gilt die Regel:

„Weniger ist mehr."

Das bedeutet, dass Sie sich als Anfänger der gesundheitlich oder medizinisch ausgerichteten Atemtechniken langsam an die Praxis herantasten sollten.

Sie beginnen mit einer Übung, für die Bedarf oder Notwendigkeit besteht, und fügen weitere Übungen zu dieser erst dann hinzu, wenn Sie sich mit Ihrer individuellen Atempraxis ausreichend vertraut gemacht haben.

Obwohl jeder Mensch atmet, reagiert jeder Mensch ein wenig anders auf bewusst durchgeführte Atemtechniken.
Die praktischen Übungen werden also langsam aufgebaut und erweitert.

Das ist auch wichtig, weil es immer wieder Übungen gibt, die mehrmals wiederholt werden müssen, bevor sie ihre ganze positive Wirkung entfalten können.

Eine gewisse Eingewöhnungsphase gilt es also zu beachten.

„Nichts übereilen“ lautet darum eine der Devisen für die praktische Arbeit mit der eigenen Atmung.

In diesem Buch werden Ihnen zahlreiche Übungen vorgestellt, mit denen Sie sich je nach individuellem Bedarf beschäftigen sollten.

Entscheiden Sie selbst, was für Sie relevant ist.

Dabei ist es Ihnen natürlich ebenso möglich, die eine oder andere Übung zu überspringen.

Denken Sie aber immer daran, dass Atemtechniken immer zielorientiert sein müssen.

Man praktiziert sie nicht, nur um sich „mal besser“ zu fühlen.

Obwohl Sie Ihren Atem nicht sehen können, ist er real.

Und als solcher hat er auch reale Wirkungen in Ihrem Organismus, auch wenn Sie diese erst einmal nicht wahrnehmen.

Die Praxis mit Atemtechniken allerdings führt zu einem bewussten Umgang mit Ihrem Körper und Ihrem Geist, sodass sich Ihre Körperwahrnehmung erhöhen wird.

Einleitung

Jede Praxis hat eine theoretische Seite.

So auch die Praxis der Atemtechniken.

Obwohl die Atmung eine lebensnotwendige Tatsache des Lebens ist, sollten Sie sich Gedanken über den Atemprozess selbst machen.

Wie und warum atmen Sie also aus physiologischer Sicht gesehen?

Das Hauptatmungsorgan in Ihrem Körper ist die Lunge, die sich in Ihrer Brusthöhle befindet, über der der sogenannte „Schultergürtel" liegt.

Die Brusthöhle wird von Ihren Rippen gebildet, die das Organ schützen sollen.
Ihr Zwerchfell, das aus einer kuppelförmigen Muskulatur besteht, die einer „Platte" ähnelt, ist unter der Lunge positioniert.

Atmen Sie ein, ziehen Sie Luft über Mund und Nase in den Körper hinein, kommt es zu einer Kontraktion bzw. Anspannung des Zwerchfells.

Das bedeutet, dass sich die Muskelplatte abflacht, wobei die Brusthöhle erweitert wird.

Atmen Sie aus, entspannt sich das Zwerchfell wieder, nimmt wieder seine kuppelförmige Gestalt an, während sich Ihre Brusthöhle verkleinert.

Was die Luft betrifft, die Sie einatmen, so wandert diese durch Ihre Luftröhre sowie durch unzählige kleine Luftkanäle durch die ganze Lunge.
Bei jedem Ausatmen wird dieser Prozess umgekehrt, die Luft verlässt Ihren Körper über die Luftwege, Luftröhre, Mund und Nase wieder.

Wenn das „Wie“ des Atmens geklärt ist, muss noch die Frage nach dem „Warum“ beantwortet werden:
Ihr gesamter Organismus benötigt Energie, um existieren zu können.

Diese Energie wird dann verwertet bzw. verstoffwechselt.
So dient auch die Luft Ihrem Körper als Energiequelle.

Das Gas, das Sie aus der Atemluft beziehen müssen, um zu leben, ist der Sauerstoff (O_2).

Jede Zelle Ihres Körpers benötigt diesen Sauerstoff.

Es ist die Lebensenergie, die Sie von außen beziehen.
Wenn Ihre Zellen keinen Sauerstoff in ausreichender Menge erhalten, besteht die Gefahr, dass sie absterben.

Das gilt besonders für die Gehirnzellen.

Es dauert nur wenige Minuten, bevor die Gehirnzellen absterben und der Tod eintritt, wenn Sie keine Atemluft zur Verfügung haben.

Atmen Sie aus, gelangt Kohlenstoffdioxid (CO_2), der von Ihren Zellen gebildet worden ist, aus Ihrem Körper nach außen.

Das ist Stoffwechselendprodukt des Atmungsprozesses.

Im weiteren Verlauf der Ausführungen wird dieser Prozess allerdings noch einmal vertieft betrachtet werden müssen.

Nun ist eine weitere Frage interessant, die in engem Bezug zu jeder Atemtechnik steht:
Wie oft und wie viel atmen sie am Tag ein und aus?

Um diese Frage beantworten zu können, hat man das sogenannte „Atemminutenvolumen“ (AMV) eingeführt.

Das AMV bezeichnet das Atemluft-Volumen, das ein Mensch in jeder Minute ein- und ausatmet.

Man nennt dies auch „Atemzeitvolumen“, worunter ein Wert verstanden wird, der angibt, wie viel Luft in einer gegebenen Zeiteinheit ein- und ausgeatmet wird.

Doch zu den praktischen Werten:
Ein erwachsener Mensch nimmt durchschnittlich 12–15 Atemzüge pro Minute vor.

Die Atemluft, die er dabei atmet, beträgt 500–700 ml.

Daraus ergibt sich, dass das durchschnittliche AMV (13 × 600 ml) bei 8 Litern pro Minute liegt.

Natürlich variiert die Atmung.

Sind Sie ruhig, verringert sich das AMV.

Sind Sie dagegen aufgeregt oder strengen Sie sich an, steigt der AMV entsprechend an.

So wie die Atmung durch äußere Faktoren, wie z. B. Stress beeinflusst werden kann, können Sie umgekehrt auch Ihre Atmung beeinflussen.
Ihre Stimmungen und Ihre körperliche Befindlichkeit, ganz zu schweigen von Beschwerden oder Krankheiten, haben einen deutlichen, messbaren Einfluss auf die Atmung.

Regen Sie sich auf, können Sie durch positive Gedanken Ihre Aufregung abschwächen.

Oder aber vielleicht haben Sie es schon mal praktiziert, dass Sie sich ganz fest vornehmen, sich nicht aus der Ruhe bringen zu lassen.

Manchmal funktioniert es, ein anderes Mal schlägt Ihr Versuch fehl.

Der Wunsch nach einer effektiven Kontrolle Ihres Wohlbefindens ist Ihnen auch bekannt.

Verändern Sie z. B. Ihre Atemfrequenz, atmen Sie ruhiger ein und aus, können Sie mit einiger Übung Ihre Gedanken effektiv kontrollieren, was Sie in der Lage versetzt, Erlebtes und Erfahrenes besser zu verarbeiten.

Doch die Beeinflussung der Atmung und die Folgen für Ihr Wohlbefinden sind kein Wunderwerk der Natur.

Die Prozesse lassen sich zumindest physiologisch erklären.

Da die Atmung das ganze Leben lang jede Zelle Ihres Körpers mit Sauerstoff versorgt, steht sie auf ganz natürliche Weise in einer ständigen Wechselwirkung mit allen körpereigenen Systemen, wie das Herz-Kreislaufsystem, das parasympathische und sympathische und das enterische Nervensystem, das für die Verdauung zuständig ist.

Die Steuerung der Atmung erfolgt dabei auf zweifache Weise:
Zum einen läuft sie unbewusst, d. h. vegetativ ab, was bedeutet, dass Sie immer atmen „müssen“, egal, was Sie gerade tun.
Zum anderen kann die Atmung durch Ihre Willenskraft, durch Konzentration, d. h. durch eine gezielt veränderte Wahrnehmung gesteuert werden.

Darum ist es in jeder Hinsicht nur zutreffend festzustellen, dass die Atmung tatsächlich eine wesentliche, wenn nicht gar „die“ wesentliche Schnittfläche zwischen Ihrem Körper, Ihrem Geist und Ihrer Seele ist.

Sie stellt eine energetische Grundfunktion dar, die die Einflüsse aller drei Komponenten des menschlichen Lebens gerecht wird, indem sie diese aufnimmt und „ausdrückt“.

Atmung ist somit eine messbare Ausdrucksform geistig-seelischen Lebens, dessen Medium der Körper ist.

Aus diesem Grunde reagiert Ihre Atmung auf kleinste Veränderungen der inneren Befindlichkeit, aber auch der äußeren Zustände.

Laufen Sie schnell, steigen Sie Treppen, beschleunigt sich Ihre Atmung.

Fühlen Sie sich glücklich, verlangsamt sie sich, was Ihnen innere Ruhe bringt.

Wird der Körper länger belastet, und ist er auf diese Belastung nicht vorbereitet, bilden sich Atemmuster heraus, die sich einschränkend auswirken.
Das bedeutet, dass Sie unregelmäßiger, unfreier und flacher atmen.

Sie können die erforderliche Leistung nicht erbringen und müssen abbrechen.

Die Folge unregelmäßiger Atmung ist, dass nicht alle Teile Ihres Körpers mit ausreichend Sauerstoff versorgt werden.

Das führt zu organischen Einschränkungen, die Beschwerden hervorrufen können.

Widmen Sie sich bestimmten Atemtechniken und Übungen, die im Verlaufe dieses Buches an einigen Beispielen erläutert werden, können Sie ein achtsames Atmen erlernen.

Dadurch vermeiden Sie Situationen, in denen es durch ungeregelte Atmung zu solchen Einschränkungen kommen kann.

Neben körperlichen sind auch negative psychische Folgen fast immer das Resultat von falscher Atmung.

Genauso wie eine dauerhaft falsche Atmung dazu beitragen kann, innere psychische Blockaden zu bilden oder sie zu verfestigen, können Sie Ihren Atem einsetzen, um diese wieder zu lösen.

Hierzu eignen sich ganzheitlich ausgelegte Übungen aus dem Yoga oder der Chakren Praxis sehr gut.

Auch dazu später Übungsbeispiele.

Insofern dient Ihre Atmung dazu, Dass Sie sich nicht nur körperlich, geistig und seelisch wohlzufühlen, sondern auch, um nachhaltige

Veränderungen an Ihrer persönlichen Lebensweise vorzunehmen.

Eine Lebensweise, in der etwas im Mittelpunkt steht, was „unsichtbar“, aber sehr real ist.

Der Prozess der Atmung

Wie bereits festgestellt handelt es sich bei der Atmung um den überlebensnotwendigen Prozess, bei dem Sie Sauerstoff aus der Luft in Ihren Körper aufnehmen.

Diese Luft wird in alle Körperzellen weitergeleitet, wo der Sauerstoff zur Gewinnung von Lebensenergie verwendet wird.

Das nennt man „innere Atmung“, die später noch genauer erklärt werden wird.

Kohlenstoffdioxid und Wasser sind die Endprodukte dieses Prozesses und werden ständig als „Abfall“
ausgeatmet.

So gesehen übernimmt die Lunge die Funktion der Abfallentsorgung, nämlich der verbrauchten Luft.
Doch was ist mit der Mechanik der Atmung?
Wie funktioniert diese?

Die „Atemmechanik“ besteht in einem relativ komplexen Zusammenwirken verschiedener Muskelpartien in Ihrem Oberkörper.

Wenn Sie einatmen, bzw. Luft holen, aktivieren Sie die sogenannte Unterdruckatmung.

Das bedeutet, dass Sie wie bei einer Ansaugpumpe die einzuatmende Luft in Ihre Lunge saugen. Sie wird nicht hineingepresst.

Je nachdem wie tief sie atmen unterscheidet man zwischen Brust- und Bauchatmung, wobei die Bauchatmung, die man auch Zwerchfellatmung nennt, die tiefere und gesündere beider Varianten ist.

Damit sie überhaupt einatmen können, muss sich Ihre Lunge ausdehnen können.

Durch das Zusammenziehen bestimmter Muskeln in Ihrem Brustkorb wird das gewährleistet, wie z. B. den Zwischenrippenmuskeln und der Hilfsmuskulatur.

Wirken sie zusammen, wölbt sich Ihr Brustkorb, was der Brustatmung entspricht.

Dabei zieht sich außerdem Ihr Zwerchfell zusammen, das man auch „Atemmuskel“ nennt, wodurch der Platz für die sich nach unten ausdehnende Lunge entsteht.

Die beiden Lungenflügel werden von einer Schutzhaut umgeben, die sehr dünn ist und die man Lungenfell nennt.
Zusammen mit dem Rippenfell, das sich an der Innenseite Ihres Brustkorbs befindet, sowie mit dem bereits genannten Zwerchfell, kann eine reibungslose Atmung erfolgen.

Durch einen Flüssigkeitsfilm, der Lungen- und Rippenfell miteinander verklebt, wird sichergestellt, dass sich beide gegeneinander verschieben können.

Der Prozess dabei ist ganz einfach erklärt:
Wenn sich das eine Fell durch die Wölbung Ihres Brustkorbs bewegt, wird das andere mit durchgezogen, wodurch der Unterdruck erzeugt wird, den Sie für das Einsaugen der Luft brauchen.

Atmen Sie wieder aus, kommt es zu einer Entspannung der Atemmuskeln, wobei das Lungenvolumen reduziert wird, da die verbrauchte Luft die Lunge verlässt.

Das bedeutet, dass der Prozess des Ausatmens keine weitere Anstrengung Ihrerseits erforderlich macht.

Im Vergleich zum Einatmen ist das Ausatmen eine passive Handlung, da sich das Zwerchfell entspannen kann und seine Elastizität dafür sorgt, dass es sich wieder kuppelförmig nach oben wölbt.

Verkleinert sich Ihr Brustkorb dadurch, kann die Luft aus der Lunge strömen.

Wenn sie gezielt und absichtlich ausatmen wollen, was man „forcierte" Ausatmung nennt, müssen Sie Ihre Bauchmuskeln anspannen.

Dabei werden die Organe im Bauchbereich wieder nach oben gedrückt, was zur Folge hat, dass sich Ihr Zwerchfell nach oben bewegt.

Sie atmen aus.

Da, wie oben erwähnt, die Atmung ein vegetativer Prozess ist, kann sie durch Willenskraft, Konzentration bzw. Achtsamkeit beeinflusst werden.

Doch Ihre Atmung hat einen ganz eigenen Rhythmus, was bedeutet, dass sie aus drei Phasen besteht:

Ein- und Ausatmen und einer Pause zwischendurch.

Das heißt: Sie atmen ein, Sie atmen aus und Sie lösen.

Diese sogenannte „Lösungsphase“ bedeutet, dass Sie weder ein- noch ausatmen.
Im Zustand der Ruhe, man spricht von „Ruheatmung“, ist Ihre Atmung dreiphasig, wie z. B. in der Nacht beim Schlafen oder aber während einer Atemmeditation, bei der Sie Ihre Atmung fokussiert kontrollieren.

Wenn Sie dagegen sprechen oder sich körperlich betätigen bzw. belasten, spricht man von „Sprechatmung“ bzw. „Leistungsatmung“.

Für diese Atemvarianten benötigen Sie Ihre Atemhilfsmuskeln, wodurch Sie die Atmung absichtlich stimulieren.

Wenn Ihre Atmung z. B. auf mentale Spannungen reagiert, die die Folge Ihres Alltags sein können, kann es passieren, dass sich Atemmuster einstellen, die man als „unphysiologisch“ bezeichnet.

Dann kann sich Ihre Atmung verflachen, beschleunigen oder unregelmäßig-holprig werden.

Atemtechniken, die Sie erlernen können, dienen dem Zweck, derartige Muster zu erkennen und durch Übungen gezielt aufzulösen.

Es gibt einen sehr passenden Vergleich, mit dem man die dreiphasige Atmung gut veranschaulichen kann:
Denken Sie an das Meer, das Kommen und Gehen der Wellen und daran, wie diese an den Strand kommen.

Eine Welle kommt an den Strand.
Das ist das Einatmen.

Sie verlässt den Strand wieder, zieht sich zurück, wird Teil des Meeres.
Das ist das Ausatmen.

Das Wasser der Welle, das am Strand bleibt, versickert im Sand.

Dies ist die Pause bzw. die Lösungsphase.

Zusammengefasst bedeutet dass, übertragen auf Ihre Atmung:

- Atmen Sie ein, heben sich Bauch, Brust, Rücken und Flanken.
- Atmen Sie aus, senken sich diese Bereiche wieder.
- Pausieren Sie, ruht Ihre Atmung, das Zwerchfell „löst“ sich, wie man es ausdrückt.
- Durch Atemtechniken und die wiederholte Praxis kann es Ihnen nun recht gut gelingen, diese Atmungsprozesse auch bewusst wahrzunehmen.
- Machen Sie sich also Ihre Atmung bewusst, atmen sie richtig.

Dabei kommt es auf folgende Beobachtungspunkte an:

- Sie nehmen die Bereiche wahr, in denen die Atmung stattfindet, d. h. Brustkorb, Bauch, Rücken und Flanken.
- Sie nehmen Ihren persönlichen Atemrhythmus wahr.
- Sie nehmen Ihre Mund- und Nasenatmung und den Luftstrom durch Ihre Atemwege wahr.
- Sie achten auf die Geräusche, die beim Ein- und Ausatmen entstehen.

Das ist z. B. ein pfeifendes oder schnarrendes Geräusch beim Atmen.
Kann aber auch kurze Schnappatmung bzw. asthmatisch bedingte Kurzatmigkeit sein.

- Sie nehmen Ihre Atemmuster wahr.
- Das können z. B. sein: Vollatmung, einseitige Atmung über Brust oder Bauch, disharmonische, paradoxe Atmung, wie z. B. Senkung der Bauchdecke beim Einatmen.

Der Atemrhythmus kann sich aufgrund zahlreicher Faktoren im Laufe des Lebens verändern.

Umwelteinflüsse, Angewohnheiten wie z. B. Rauchen oder Alkohol trinken, aber auch Stress, Belastung des Alltags, die Geist und Seele betreffen sowie traumatische Erlebnisse können die Atmung eines Menschen von Grund auf verändern oder nachhaltig stören.

Im Frühstadium derartiger Störungen kann der Körper diese Dysfunktionen ausgleichen, doch das lässt im Laufe der Zeit nach.

Erlernen Sie eine Atemweise, die gesundheitsfördernd ist, wird immer das Zwerchfell bewegt.

Die Bewegung Ihres Zwerchfells stimuliert Ihre Atmung.

Eine weitere Größe, die es bei der richtigen Atmung zu beachten gilt, ist die Atemfrequenz.

Sie bezeichnet die Zahl der Atemzüge, die Sie in einer Minute tätigen, wobei ein Atemzug immer aus einmaligem Ein- und Ausatmen besteht.

Der Normwert der Atemfrequenz ist abhängig vom Alter eines Menschen.

Folgende Werte werden in der Regel angesetzt:

- 40-45 Atemzüge pro Minute bei Neugeborenen.
- 25-30 Atemzüge pro Minute bei Kleinkindern.
- 15-20 Atemzüge pro Minute bei Erwachsenen.

Wenn Sie sich Ihrer Atmung bewusst werden und auf sie achten, beeinflussen Sie sie auch.

Sie können nicht an Ihre Atmung denken, ohne nicht eine Manipulation in einer bestimmten Richtung vorzunehmen.

Natürlich kann sich die Atemfrequenz schnell erhöhen.

Mehr als 20 Atemzüge benötigt ein Erwachsener, wenn ein erhöhter Sauerstoffbedarf eintritt.

Das geschieht bei jeder Art der körperlichen Belastung, aber auch z. B. in einer Sauna durch die Einwirkung der äußeren Hitze.

Auch wenn Sie sich in geografischen Höhen bewegen, müssen Sie ab etwa 2000 Metern mit einer beschleunigten Atmung rechnen.

Es gibt aber auch andere Auslöser, wie z. B. Fieber, Entzündungen, etc.

Eine Verlangsamung der Atmung setzt ab einem Wert von weniger als 12 Atemzügen pro Minute ein, was z. B. während einer tiefenentspannenden Meditation geschehen kann.

Liegen z. B. Stoffwechselstörungen oder Schädigungen des Nervensystems vor, kommt es auch zu einer Verlangsamung Ihrer Atmung.

Der Weg durch den Körper

Ohne Energie können Sie nicht leben.

Die benötigte Energie produziert Ihr Körper mittels der Oxidation, d. h. indem er die Moleküle der zugeführten Nahrung mit Sauerstoff verbindet und verbrennt.

Bei dieser Oxidation werden Kohlenstoff, Wasserstoff und Sauerstoff miteinander verbunden.

Es entstehen Kohlendioxid und Wasser.

Ihr Körper muss also zur Sicherstellung seiner Energieversorgung über ein entsprechendes Organsystem verfügen, mit dem Sie Sauerstoff, also Luft aufnehmen und das produzierte Kohlendioxid aus dem Blutkreislauf wieder abgeben können.

Dieses System ist Ihr Atmungssystem.

Seinen Anfang nimmt das Atmungssystem mit Mund und Nase.

Von dort aus wird die eingeatmete Luft über den Rachen und den Kehlkopf in Ihren Körper geleitet.

Ihr Kehlkopf wird von einer Klappe aus Gewebe bedeckt.

Das ist der Kehldeckel, der sich schließt, wenn Sie schlucken und damit verhindert, dass aufgenommene Nahrungsstoffe in Ihre Atemwege gelangen können.

Der mit Abstand größte Atemweg, über den Ihr Körper verfügt, ist die Luftröhre, die sich in zwei kleinere Atemwege verzweigt.
Das sind die rechten und linken Hauptbronchien in den beiden Lungenflügeln.

Jeder Ihrer Lungenflügel besteht aus Lungenlappen, wobei der rechte Lungenflügel aus drei und der linke Lungenflügel aus nur zwei Lappen besteht.

Der Grund ist Ihr Herz, das sich der linken Hälfte des Brustkorbs befindet und sich den Platz mit der Lunge teilen muss.

Die Lunge und das Innere der Brust werden vom Brustfell bedeckt, das dafür zuständig ist, dass sich die Lunge beim Atemprozess problemlos bewegen kann.

Die Hauptbronchien selbst verzweigen sich ihrerseits zu sogenannten 0,5 Millimeter großen „Bronchiolen“, an deren Ende sich Millionen von Lungenbläschen befinden, die man auch als „Alveolen“ bezeichnet.

Diese Alveolen verfügen über ein dichtes Netzwerk von Kapillaren.

Diese Kapillarnetze sind äußerst dünn und so klein, dass der Sauerstoff durch sie hindurchfließen kann.

Der aufgenommene Sauerstoff wird aus den Alveolen in den Blutkreislauf abgegeben.

Sie nehmen aber auch das Kohlendioxid, das gebildet wurde, aus diesem wieder auf, damit es über die Lunge abgegeben werden kann.

Atmen Sie also ein, kommt es zu einer Ausdehnung der Lunge, sodass der Sauerstoff aus der Luft in die Alveolen gelangt.

Atmen Sie aus, verlässt die kohlendioxidreiche Luft über die Alveolen und durch Zusammenziehen der Lunge Ihren Körper.

Da das Atemwegssystem tatsächlich einem Baum ähnlich sieht, der auf dem Kopf steht, nennt man es auch „Bronchialbaum“.

Ein knorpelartiges Bindegewebe, das semi-flexibel ist, ist für das Offenhalten der großen Atemwege zuständig.

Die kleineren Atemwege dagegen werden durch das Lungengewebe, das sie umgibt und verbindet, geschützt.
Außerdem sind die kleineren Atemwege innen mit einer dünnen Muskelschicht ausgekleidet.

Die Atemwege sind so beschaffen, dass sie sich beim Einatmen ausdehnen und beim Ausatmen zusammenziehen können.

Der Sauerstoff, den Sie aufnehmen, strebt danach, sich zu verbreiten.

Das nennt man „Diffusionsprinzip“.

Da die Lungenbläschen viel Sauerstoff aufnehmen, sich im Blutkreislauf vergleichsweise aber nur wenig Sauerstoff befindet, wandert der Sauerstoff aus der eingeatmeten Luft durch die Alveolen ins Blut.

Sein Ziel ist es, einen bestmöglichen Ausgleich herzustellen.

Ist das Geschehen, werden die Sauerstoffteilchen an Ihre roten Blutkörperchen gebunden, von denen der Sauerstoff dann durch den Körper transportiert werden.

Der Weg führt sie zurück zu Ihrem Herzen, von wo aus sie in alle Körperzellen weitergeleitet werden.

Überall im Körper, wo nur wenig Sauerstoff im Blut vorhanden ist, werden die Sauerstoffteilchen an die Zellen abgegeben, in denen sie dann die Nährstoffe, die durch Ihre Nahrung in den Körper gelangten, in Körperenergie umwandeln.

Somit wird der Sauerstoff zum Treibstoff Ihres gesamten Organismus.

Blutgaswerte

Leidet ein Mensch unter Atemstörungen oder auch Stoffwechselstörungen, ist eine sogenannte „Blutgasanalyse“ zur Erstellung der Blutgaswerte von großer Bedeutung.

Was wird bei einer solchen Analyse gemessen?

Gemessen werden:

- Sauerstoffmenge im Blut
- Kohlendioxid
- Basenüberschuss
- Konzentrationen von Glucose, Lactat, Hämoglobin, Kreatinin, Elektrolyte
- Bicarbonat

Der Anteil dieser Stoffe im Blut ist ausschlaggebend für die Diagnose und den möglichen Nachweis von Erkrankungen.
Die Blutgaswerte liefern wertvolle Informationen über die Arbeit Ihrer Lunge.

Man kann daraus ersehen, ob Ihr Körper ausreichend mit Sauerstoff versorgt wird oder nicht.

Haben Sie zu viel Sauerstoff in Ihrem Blut, wird das Blut sauer.

Haben Sie zu wenig Sauerstoff im Blut und steigt der Anteil des Kohlendioxids, wird Ihr Blut basisch.

Wie basisch oder sauer Ihr Blut ist, wird durch den pH-Wert angegeben.

Grundsätzlich dient die Erhebung der Blutgaswerte dazu, um festzustellen, ob das Atmungssystem Ihres Körpers funktioniert.

Aber auch der Stoffwechsel kann die Blutgaswerte beeinflussen.
Ihr Körper kann z. B. durch Schwitzen (Wärmeentwicklung durch die Aufnahme bestimmter Nahrungsmittel) instabile Blutgaswerte ausgleichen.

Blutgaswerte müssen immer im Kontext der einzelnen Person gesehen und ausgewertet werden.

So gelten für Kinder z. B. andere Normwerte als für Erwachsene.

Bei Erwachsenen sind folgende Richtwerte festgelegt:

- Sauerstoffsättigung im Blut 95–99 %
- Kohlendioxid-Partialdruck 40 mm Hg
- PH-Wert 7,36–7,44
- Basenüberschuss (BE) von-2 bis zu+3 mmol/L
- Bicarbonat 21–26 mmol/L

Viele Menschen bemerken oft nicht, dass Sie frischen Sauerstoff benötigen.

Die unmittelbaren Folgen sind z. B. Müdigkeit und Schläfrigkeit.

Wenn Sie zu den Menschen gehören, die zu Hause Gymnastik betreiben oder täglich ein Fitnessgerät nutzen, werden Sie vielleicht aus eigener Erfahrung wissen, wie wichtig eine ausreichende Sauerstoffzufuhr ist.

Der Sauerstoff dient Ihrer Energieversorgung.

Wenn Sie sich sportlich betätigen, werden Sie wissen, dass Ihr Körper mit zunehmender körperlicher Belastung mehr Energie braucht.

Sie betreiben Heimsport und nach einer Weile bemerken Sie, dass sich schwach werden.
Dann fällt Ihnen auf, dass das Fenster geschlossen ist.

Sie öffnen es und es gelangt frische Luft ins Zimmer.

Schon bald werden Sie wieder fit sein und können weitermachen.

Aber nicht nur Ihr Körper benötigt Sauerstoff, auch für Ihr Gehirn ist er überlebensnotwendig.

Treiben Sie Sport in geschlossenen Räumen, würden Sie schon bald ohnmächtig werden.

Ohne Sauerstoff verliert der Mensch nach 12 Sekunden das Bewusstsein, nach nur wenigen Minuten beginnen bereits die Gehirnzellen abzusterben.

Arbeiten Sie in einem schlecht durchlüfteten Büro, werden Sie den Effekt der Müdigkeit und Abgeschlagenheit am Abend kennen.
Das alles bedeutet, dass oft der Kohlendioxidüberschuss das Problem darstellt.

Normalerweise besteht die Luft aus 21 % Sauerstoff und 0,04 % Kohlendioxid.

Atmen viele Menschen in einem Raum ein und aus, steigt natürlich der Kohlendioxidgehalt.

Kommen weitere Faktoren wie z. B. Rauch von Zigaretten hinzu, wird der negative Effekt auf den Organismus nur noch verstärkt.

Dadurch entsteht Stress und weitere gesundheitliche Folgen bleiben nicht aus.

Kohlendioxid bzw. CO2 ist die chemische Gesamtformel für Moleküle, die aus Sauerstoff und Kohlenstoff bestehen.
Das Verhältnis zwischen Sauerstoff und Kohlendioxid im Körper eines Menschen wird durch den bereits erwähnten pH-Wert angezeigt.

Er dient gewissermaßen als Richtwert und zeigt das Säure-Basen-Verhältnis an.

Haben Sie zu viel Sauerstoff im Blut, kommt es zu einer Übersäuerung des Blutes.

Fehlt Ihnen Sauerstoff, haben Sie dafür mehr Kohlendioxid im Blut, sodass es basisch wird.

Analysewerte unter 7 deuten auf ein saures Milieu hin, Werte um 7 auf ein neutrales und Werte, die über 7 liegen, signalisieren basisches Blut.

Der pH-Wert Ihres Blutes darf nur wenig schwanken, andernfalls kommt es zu Störungen Ihres Stoffwechsels, womit die Energiegewinnung und Energieversorgung Ihres Körpers, aber auch seine Entgiftung gemeint ist.

Haben Sie also einen Wert über 7, ist Ihr Blut basisch und Sie sollten Sauerstoff aufnehmen, um den pH-Wert wieder zu neutralisieren, d. h. auszugleichen.

Das wiederum ist das Signal an den Körper, dass die Atemfrequenz erhöht werden muss.

Sie müssen mehr Sauerstoff einatmen.

Die Atmung kann dagegen gesenkt werden, wenn Ihr Blut übersäuert ist.

Um einen pH-Wert konstant zu halten, sind im Blut bestimmte Puffersubstanzen vorhanden, die die Veränderungen des Milieus auffangen.
Wenn Ihr pH-Wert zu niedrig ausfällt, spricht man medizinisch von „Azidose“, was verschiedene Ursachen haben kann, wie z. B. Störungen des Atmungsprozesses und eine daraus resultierende, ungenügende Lungenbelüftung, Unregelmäßigkeiten im Gasaustausch in der Lunge.

Es können aber auch Stoffwechselerkrankungen die Ursache sein, wie z. B. Überzuckerung durch Diabetes, Niereninsuffizienz, genetisch bedingte Störungen des Fett- und Proteinstoffwechsels, Basenverlust durch Durchfall.

Von „Alkalose“ ist die Rede, wenn der pH-Wert des Blutes zu hoch ausfällt, was z. B. bei einer Lungenüberbelüftung durch Hyperventilation verursacht werden kann.

Unser vegetatives Nervensystem

Das vegetative Nervensystem gehört zu den biologischen Grundlagen des Lebens.

Es übernimmt die Steuerung und Regulierung aller Organfunktionen und Organsysteme, wie z. B. die Verdauung und den Stoffwechsel, das Immunsystem, aber auch die Atmung.

Das vegetative Nervensystem entzieht sich darum auch der willentlichen Beeinflussung durch den Menschen.

Das insofern „autonome" Nervensystem setzt sich nun auf zwei Hauptnerven zusammen: dem Sympathikus und dem Parasympathikus.
Der eine wird Spannungsnerv, der andere Entspannungsnerv genannt.

Im Kontext des Parasympathikus ist der sogenannte X. Hirnnerv bzw. Vagusnerv zu nennen, dem eine besondere Aufgabe zukommt.

Dazu im Verlaufe dieser Ausführungen noch Näheres.

Diese beiden Nervensysteme teilen sich die lebenswichtigen Funktionen untereinander auf.

Der Sympathikus wird auch als Stressnerv bezeichnet, was bereits verdeutlicht, was seine Aufgabe ist.

Er steuert die Reaktionsmuster Ihres Organismus bei Stress und körperlicher Belastung.

Der Parasympathikus ist dagegen für Steuerung der organischen Reaktionen bei körperlicher Entspannung zuständig.

Beide Nervensysteme arbeiten antizyklisch.

Während das sympathische Nervensystem bewirkt, dass Sie Körperenergie verbrauchen, um die Leistungsfähigkeit zu gewährleisten, werden bei der Aktivität des Parasympathikus Energien wieder aufgebaut.

So ist das körpereigene Entspannungssystem für alle regenerativen Prozesse im Körper zuständig, was auch die Selbstheilungskräfte betrifft.

Es ist nun vielleicht eine Ironie der Entwicklungsgeschichte, dass gerade der Sympathikus, der allgemein gesprochen für körperliche Aktivität steht, in vielen Fällen zu einem geradezu „ungeliebten“ Faktor wird.

Das Nervensystem des Menschen hat sich seit vielen Zehntausenden von Jahren nicht verändert.

Das hat es mit dem Verdauungssystem gemeinsam, das seit langer Zeit ebenfalls nahezu unverändert geblieben ist.

Eine der Hauptfunktionen des Sympathikus ist der sogenannte „Kampf- oder Flucht-Reflex“, der bereits unsere Vorfahren in der Steinzeit zur Verfügung stand.

Damals allerdings war er überlebensnotwendig, da die Flucht vor wilden Tieren oder Naturkatastrophen ein mehr oder weniger regelmäßiger Bestandteil des Lebens war.

Doch das hat sich geändert.

Heutzutage überwiegt der Alltagsstress, der das sympathische Nervensystem auf die gleiche Weise herausfordert, allerdings mit dem negativen Nebeneffekt, dass sein Gegenspieler, der Parasympathikus in vielen Fällen zu kurz kommt.

Vielen Menschen, die vom Beruf gestresst sind, gelingt es nicht, sich ausreichend zu erholen, den Entspannungsnerv zu aktivieren.

Das hat gesundheitsschädliche Folgen.

Man spricht von stressbedingten Erkrankungen, wie Herz-Kreislaufbeschwerden, Immunsystemschwäche, etc.

Mit anderen Worten dient der Sympathikus dazu, einen Menschen auf die überlebensnotwendigen Reflexe von Kampf oder Flucht vorzubereiten, was z. B. von Hormonausschüttungen begleitet wird.

Doch da Sie nicht mehr gezwungen sind, vor wilden Tieren zu fliehen, geschieht es, dass Ihr Herz in bestimmten Situationen schneller schlägt, dass sich Ihre Muskeln anspannen, dass Energie freigesetzt wird und sich sogar Ihre Pupillen erweitern.

Jedoch geht diese Körperreaktion, ausgelöst durch das sympathische System, ins „Leere“, was zur Folge hat, dass Ihr Körper aus dem notwendigen Gleichgewicht der vegetativen Systeme kommt.

Es entstehen Krankheiten wie Bluthochdruck, Diabetes, aber auch Durchblutungsstörungen, Stoffwechselbeschwerden, etc.

Außerdem haben es viele Menschen verlernt, den Parasympathikus zu aktivieren, weshalb der Stresspegel nicht oder nur schlecht gesenkt werden kann.

Genau an dieser Stelle kommen Atemtechniken ins Spiel.

Durch eine gezielte Atmung können Sie den Vagusnerv, von dem oben schon die Rede war, effektiv aktivieren und schneller und intensiver entspannen.

Beide vegetativen Systeme haben ihren Ursprung im Gehirn.

Wenn der Sympathikus aktiv wird, weil Sie z. B. unter Terminzwang stehen und es Ihnen Stress bereitet pünktlich zu sein, erhält das Gehirn die Informationen über zahllose Nervenbahnen.

Die Entscheidung über die Reaktion erfolgt also erst im Gehirn, wonach die Organe neuronal darüber informiert werden, welche Reaktion zu erfolgen hat.

Das alles läuft in Sekundenschnelle ab.

Die Stärke der äußeren Reize entscheidet darüber, welches Ausmaß und welche Intensität die Reaktionen haben.

Sind sie persönlich in der Lage, eine stressige Situation „ruhig" anzugehen und damit zu verhindern, dass es zur Ausschüttung von Stresshormonen kommt, übernehmen Sie die Kontrolle über Ihren Organismus.

Die leistungssteigernden Impulse des Sympathikus bleiben aus. Ihre Atmung wird nicht beschleunigt, Ihre Bronchien müssen nicht erweitert werden.

Können Sie über den Vagusnerv, den Sie mithilfe von kurzen Atemübungen stimulieren können, den Parasympathikus aktivieren, wirken Sie dem Sympathikus entgegen.

Ihre Atmung bleibt normal, konstant, der Kreislauf stabil und der Energieumsatz wird gehemmt.

Welcher Atemtyp sind Sie?

Es gibt eine alternativmedizinische Einteilung der Menschen in „Atemtypen- bzw. Konstitutionstypen“.

In der sogenannten „Terlusollogie“ (Terra, Luna, Sol) wird der Einfluss von Sonne und Mond als Grundvoraussetzung postuliert.

Damit nähert sich die von den deutschen Ärzten Charlotte und Christian Hagena verbreitete „Lehre“ sehr der asiatischen Heilkunde an, in der der Einfluss der Gestirne ebenfalls eine große Bedeutung hat.

Die Terlusollogie wird heute teilweise erfolgreich in der Gesangspädagogik und Logopädie angewandt.
Basierend auf dem astrologischen Einfluss von Sonne und Mond bei der Geburt eines Menschen, können in der Terlusollogie folgende Atemtypen unterschieden werden: den Lunaren Einatmer-Typ und den Solaren Ausatmer-Typ.

Daneben gibt es natürlich auch Mischtypen, die Soli-Lunar sind.

Der Mondtyp ist der Dehnungstyp, während der Sonnentyp der Verengungstyp ist.

Das wirkt sich auf die Atemweise aus.

Welcher Typ Sie persönlich sind, können Sie feststellen, wenn Sie einen Blick auf die Typenlehre werfen, die auch typische Lebensgewohnheiten umfasst:

Lunarer Einatmer

Der Mondtyp atmet aktiv ein und passiv aus, was bedeutet, dass die Bauchmuskulatur nicht zur Atmung eingesetzt wird.

Die Wechselwirkung von Einatmung und Ausatmung kann mit Übungen trainiert werden.

Die aktive Einatmung geschieht über den Brustkorb.

Die Lebensweise eines Mondtypen ist durch zahlreiche Kriterien gekennzeichnet:

- Er liebt die Bewegung, verfügt über einen starken Bewegungsdrang.
- Was ruht, bringt er in Gang.
- Er ist dynamisch in allem, was er tut.
- Er hat ein hohes Bedürfnis nach Wärme, ist ein Mensch, der über das Ohr lernt.
- Er ist jemand, der besonders am Abend aktiv wird und dafür Langschläfer ist.
- Er liebt das Dezente und Pastellfarben.

Die Körperhaltung des Lunaren Typen ist rechts-betont, er steht aufrecht mit durchgestreckten Knien.

Solarer Ausatmer

Der Sonnentyp dagegen atmet passiv ein und aktiv aus, liegt er auf dem Bauch, wird die Ausatmung von der Bauchmuskulatur mit unterstützt, d. h. die Bauchorgane werden in Ruheposition gehalten.

Er belastet stattdessen die Muskulatur der Flanken sehr stark, was eine vollkommene Ausatmung bewirkt.
Der Solare Ausatmer verfügt nur über wenig Bewegungsdrang, liebt die Ruhe und das Gemächliche, schaut aber gerne in die Ferne.

Seine Wahrnehmung ist auf die Augen fokussiert und das Wärmebedürfnis ist nicht so stark ausgeprägt.

Er liebt kräftige Farben und Dinge, die nicht in Bewegung sind, und ist der Ausdauer Typ.

Die Körperhaltung des Solaren-Typs ist linksorientiert, er steht leicht nach vorn gebeugt.

Unterschiedliche Atmungsformen

Atmen ist mehr als nur Luft ein- und wieder auszuatmen.

Wenn es um Atmung und Atemtechniken geht, wird zwischen Brust- und Bauchatmung unterschieden.

Dabei besteht der Unterschied in beiden Atmungsformen darin, welche Muskel im Körper für das Einsaugen der Atemluft eingesetzt wird.

Sind Sie ein Brustatmer, heben Sie Ihre Zwischenrippenmuskeln bei jedem Einatmen an und lassen sie bei jedem Ausatmen wieder sinken.

Man nennt die Brustatmung auch Thorakal- oder Kostal Atmung, bei der sich Ihr Brustkorb erweitert, wogegen bei der Bauchatmung, die man auch als Zwerchfellatmung bezeichnet, das Zwerchfell zusammengedrückt wird, die inneren Organe heruntergedrückt werden und sich Ihr Bauch nach vorne wölbt.

Normalerweise kombinieren Sie beide Atmungsformen, d. h. atmen sowohl flach als auch tief.

Wer jedoch überwiegend über die Brust atmet, was oft der Normalfall ist, läuft als Flachatmer z. B. Gefahr eines erhöhten Blutdrucks oder verlangsamter Verdauung.

Bauchatmung ist nach Ansicht vieler Mediziner die gesündere der beiden Atmungsformen.

Atmen Sie über den Bauch, verbrauchen Sie nachweislich weniger Körperenergie.

Aus diesem Grunde wird Bauchatmung für Atemübungen eingesetzt, die der Beruhigung des Organismus und der Entspannung dienen, wie z. B. im Yoga.

Der geringe Energieaufwand, den Sie bei der Bauchatmung betreiben, liegt darin begründet, dass Sie weniger Muskeln aktivieren müssen.

Die Einatmung erfolgt durch das Zusammenziehen des Zwerchfells, wodurch ein Unterdruck entsteht, durch den die Luft in die Atemwege gepresst wird.

Atmen Sie aus, entspannt sich Ihr Zwerchfell wieder, Ihre Lunge zieht sich zusammen und die Luft wird aus dem Körper gepresst.

Doch die Atmung ist weitaus komplexer.
Des Weiteren unterscheidet man zwischen der „inneren“ und „äußeren“ Atmung.

Die Atmung dient Ihnen dazu, Luft einzuatmen und dadurch Sauerstoff aufzunehmen, wobei Kohlendioxid wieder abgegeben wird.

Genau das bezeichnet auch der Begriff „äußere“ Atmung.

Das ist der Zyklus des Einatmens, die Luft strömt durch Nase und Mund, Kehle und Rachen in Ihre Luftröhre, dann über die Bronchien bis in die Alveolen und von dort aus wieder zurück aus dem Körper.

Die „innere“ Atmung dagegen ist eine zweifache Atmung.

Sie bezeichnet zum einen den Weg des Sauerstoffs aus der Luft von Ihren Lungenflügeln in den Blutkreislauf und den Weg des Kohlendioxids aus dem Blutkreislauf wieder zurück in die Lungenflügel.

Zum anderen bezeichnet innere Atmung den Weg des Sauerstoffs und des Kohlendioxids in Ihre Organe, Ihre Muskulatur und Ihre Körperzellen, die über die innere Atmung ihre Energie beziehen.

Sie können nicht nur die äußere, sondern auch die innere Atmung beeinflussen bzw. durch Übungen trainieren.

Für einen problemlosen Transport des Sauerstoffs durch das Atmungssystem Ihres Organismus sollten z. B. die Alveolen gereinigt sein. Nikotin z. B. schädigt die Alveolen, was die innere Atmung behindert.

Eine falsche Ernährung kann zudem dazu führen, dass sich Ablagerungen an den Wänden der Arterien bilden, was gefährlichen Bluthochdruck, entzündliche Erkrankungen oder Störungen der biochemischen Prozesse zur Folge haben kann.

Pathologische Atemmuster

Wenn die gesunde Atmung aus organischen oder psychologischen Gründen Schaden nimmt, ist es wichtig, diese pathologischen Veränderungen zu diagnostizieren.

Dafür werden Atemrhythmus, Atemfrequenz, Atemqualität, Atemvolumen und Atemtyp berücksichtigt.

Cheyne-Stokes-Atmung

Dieses pathologischen Atemmuster wurde nach den englischen Medizinern John Cheyne und William Stokes bezeichnet, die im 19. Jahrhundert lebten.

Cheyne-Stokes-Atmung bezeichnet eine Atmungsform, die gekennzeichnet ist von regelmäßig wechselnder Atemtiefe, sowie eines sich regelmäßig ändernden Abstandes der einzelnen Atemzüge.

Kommt es vor, dass sich dabei die Atmung vollkommen abflacht, kann Atemstillstand die unmittelbare Folge sein.

Bei dieser Form der krankhaften Atmung atmen Sie zuerst ganz langsam, steigern sich dann so lange, bis Ihre Atmung seufzend wird, bevor diese Unregelmäßigkeit wieder schwächer wird, um dann erneut zu beginnen.

Die Ursachen für die Cheyne-Stokes-Atmung sind unter anderem: gesenkte Sensibilität des zerebralen Atemzentrums, schlafbezogene Atemstörungen, Arteriosklerose, schlechte Blutversorgung des Gehirns oder Kohlenmonoxid-Vergiftung, Herzinsuffizienz, Schädigungen des zentralen Nervensystems.

Kussmaul-Atmung

Diese, von dem deutschen Biologen Adolf Kussmaul im Jahre 1874 erstmals beschriebene pathologische Atemstörung, hat nichts mit einer spezifischen Mundstellung zu tun.

Sie bezeichnet eine besonders intensive und pausenlose, manchmal laute Atmung, die man auch als „Hyperventilierung“ bezeichnet.

Dabei ist die Atemfrequenz leicht erniedrigt.

Sie tritt häufig bei Menschen auf, die an Diabetes leiden und signalisiert eine nachhaltige

und schwere Störung des Stoffwechsels, wie z. B. in Fällen diabetischen Komas.
Aufgrund des Insulinmangels und einer Blutübersäuerung ist der Körper dazu geneigt, mehr Kohlendioxid auszustoßen als sonst.

Dadurch soll die Übersäuerung aufgehoben werden.

Man nennt diesen Prozess auch Azidose Atmung.

Biot-Atmung

Bei dieser Form der pathologischen Atmung werden kräftige Atemzüge, die periodisch auftreten und eine gleiche Intensität haben, von Atemstillständen unterbrochen.

Die Biotsche Atmung, wie man sie auch nennt, tritt besonders bei Fällen von Hirndruckerhöhung, bei Gehirntumoren, schweren Schädigungen des Atemzentrums und verschiedenen Arten von Hirnverletzungen auf.

Schnappatmung

Der medizinische Begriff der „Schnappatmung“ bezeichnet eine gefährliche pathologische Atemstörung, die sofort, z. B. durch Freimachung der Atemwege oder Beatmung, behandelt werden muss.

Was die Schnappatmung typisch macht, sind deutlich zu erkennende Atemzüge, wobei auch die Atemhilfsmuskulatur und der geöffnete Mund zum Atmen eingesetzt werden.

Der schnappatmende Mensch läuft zudem blau an, während die Atemfrequenz deutlich verringert ist.

Wegen des im Körper sinkenden Sauerstoffspiegels kommt es zu einer Eintrübung und auch die Zunge fällt im Rachen häufig zurück.

Zudem ist das Atemvolumen sehr reduziert. Durch die stoßartige, krampfartige Atemweise bewegt sich der Kopf beim Ein- und Ausatmen abwechselnd nach hinten und nach vorne.

Schnappatmung setzt auch beim Sterbeprozess ein.

Als Ursachen für Schnappatmung kommen z.B. Zwerchfellkontraktionen, schwerwiegende Lungenerkrankungen, Herzinsuffizienz, Drogenmissbrauch (Opiate und Schlafmittel) infrage.

Hyperventilation

Unter Hyperventilation versteht man eine vertiefte und beschleunigte oder manchmal nur eine beschleunigte Atmung, deren Folge eine Verringerung des CO2-Partialdrucks in den Alveolen und Arterien ist.

Es gibt zwei Formen von Hyperventilation:

- Akutes Hyperventilationssyndrom, das unregelmäßig und anfallsartig auftritt
- Chronisches Hyperventilationssyndrom

Der Körper steuert Ihre Atemtätigkeit durch die CO2-Konzentration im Blut.

Steigt der CO2-Spiegel an, wird auch die Atemtätigkeit erhöht.

Es gibt allerdings Faktoren, durch die dieser Kreislauf gestört werden kann.

Dazu gehören neben Lungenerkrankungen oder Schädel-Hirn-Traumata vor allem Stress im Alltag und Ängste aller Art.

Die therapeutische Behandlung von Hyperventilation ist immer von der Ursache und Diagnose abhängig.

Liegen psychische Gründe vor, können die Symptome durch eine Atemtherapie behoben werden.

Dabei werden die Betroffenen beruhigt und die Hyperventilation kann durch kontrollierte Rückatmung beseitigt werden.

Wie atmet man richtig?

Sie atmen Ihr Leben lang.

Überall und zu jeder Zeit.

Wollen Sie gesund atmen, sollten Sie Ihren Atem immer der Situation anpassen.

Die Atmung wird vom Gehirn aus gesteuert, wo sich Ihr Atemzentrum befindet.

Und was die Atmung betrifft, schläft Ihr Gehirn nie.

Es muss immer dafür Sorge tragen, dass Sie mit genügend Sauerstoff versorgt werden und Kohlendioxid als Abfallprodukt Ihrer Zellatmung abgeben.

Dabei bemerkt das Atemzentrum immer genau, in welcher äußeren Lage oder Gemütsverfassung Sie sich gerade befinden.

Je nachdem, ob Sie gestresst, ruhig, wach sind oder ob Sie schlafen, wird die Atmung, d. h. Atemfrequenz und Atemvolumen, werden automatisch eingestellt.

Überlebenswichtig für die gesunde Atmung ist der Sauerstoff, der immer in ausreichender Menge vorhanden sein muss.

Sind sie im Ruhezustand, wird die Atmung ruhiger.

Belasten Sie Ihren Körper, wird die Atmung beschleunigt, weil Sie auch mehr Sauerstoff benötigen, um Ihre Zellatmung in Gang zu halten.

Gleichzeitig ist es aber auch wichtig, dass das gebildete Kohlendioxid ausreichend abgeatmet wird.

Wenn Ihr Körper in eine Stresssituation kommt oder wenn Sie auch mental oder seelisch unter Stress stehen, verflacht sich Ihre Atmung.

Wenn Sie sich beruhigen, haben Sie die Möglichkeit wieder tiefer zu atmen.

Eine ausgewogene Atmung, die der Situation angepasst ist, dient einem ausgeglichenen Energie-Kreislauf in Ihrem Körper.

Die Effekte sind nur allzu klar: Atmen Sie auf diese Weise gesund, steigern sie Ihre mentale Leistungs- und Konzentrationsfähigkeit.

Auch steht Ihnen, aufgrund eines reibungslosen Stoffwechsels, der auch durch die Atmung beeinflusst werden kann, grundsätzlich mehr Lebenskraft zu Verfügung.

Alles in allem lässt sich festhalten, dass eine gesunde, bewusste und achtsame Atmung, die man durch Übungen trainieren kann, Körper, Geist und Seele in ein harmonisches Gleichgewicht bringen und vor allem auch im Gleichgewicht halten.

Richtig zu atmen, bedeutet, unverkrampft zu atmen.

Das heißt, dass die Atemluft, die Sie einatmen, ungehindert und unangestrengt durch Ihren Körper fließen muss.

Darum sollte der Atem nach Möglichkeit bis in den Rücken und in den Nierenbereich zu spüren sein.
Als schädlich anzusehen, ist die sogenannte „Mundatmung".

Was hat es damit auf sich?

Im Gegensatz zum Mund, sind Nase und Nasennebenhöhlen als „Vorposten“ Ihres Immunsystems dazu entwickelt worden, um die Luft auf ihrem Weg in die Lunge zu filtern, anzuwärmen und auch anzufeuchten.

Dazu dient das Gas Kohlenmonoxid, das dabei behilflich ist, den aufgenommenen Sauerstoff durch die Regulierung des Blutflusses im Körper gut zu verteilen.

Atmen Sie also nur durch den Mund, kann kein Kohlenmonoxid freigesetzt werden.

Die ungefilterte, trockene Luft trifft zudem auf die Mandeln im Nasenrachenraum, was einen Teufelskreis in Gang setzen kann.

Sie schwellen an, wodurch auch die Nasenatmung behindert wird.

Die Folge ist, Ihr Körper bekommt immer weniger Sauerstoff.

Reflexe und Reize

Eine der häufigsten, wenn auch nicht sofort gesundheitsgefährdenden Folgen falschen Atems ist das Schnarchen.

Schnarchen

Beim Schnarchen werden die Atemwege verengt, wodurch sich die Geschwindigkeit der ein- und ausströmenden Luft erhöht.

Da während des Schlafens die Mund- und Rachenmuskeln erschlaffen, kommt es beim Atmen zum Umherflattern der Zäpfchen und Gaumensegel im Rachenbereich.

Dadurch entstehen die typischen Schnarchgeräusche.

Die primäre Verengung der Atemwege geht beim einfachen Schnarchen häufig auf eine Atemwegsinfektion, wie z. B. einer Erkältung, zurück.

Die Ursachen des Schnarchens sind aber recht vielfältig.

Das können sein:

- Vergrößerte Mandeln
- Polypen
- Erkältung
- Heuschnupfen
- Allergien
- Übergewicht
- Verlängertes Zäpfchen
- Alkoholkonsum

Man kann dem Schnarchen mit verschiedenen Maßnahmen vorbeugen.

Diese Maßnahmen betreffen dann auch gleichzeitig die häufigsten Schnarchverstärker:

- Gewichtsabnahme
- Leichte Kost am Abend
- Zeitig zu Abend essen, d. h. am besten zwischen 18.00-19.00 Uhr, aber nicht nach 22.00 Uhr
- Alkoholkonsum senken
- Verzicht auf Nikotin
- Verzicht auf Schlafmittel
- Seitliche Schlafposition einnehmen

- Rückenlage verhindern
- Gut gelüftetes Schlafzimmer
- Gesunder Schlafrhythmus, d. h. mindestens 8 Stunden Nachtschlaf

Zungen- und Mundübungen

Diese Übungen können Sie leicht jederzeit durchführen.

Sie schaffen Abhilfe beim Schnarchen:
Dafür drücken Sie die Spitze Ihrer Zunge gegen den Gaumen, wobei Sie sie so weit nach hinten in den Rachen schieben, wie es Ihnen möglich ist.

Das wiederholen sie 20-mal hintereinander.

Eine Variante besteht darin, die Zunge an den Gaumen zu saugen und sie so stark wie möglich gegen den Gaumen gedrückt zu halten.

Das wiederholen Sie 20-mal hintereinander.

Sie können den Zungenrücken aber auch nach unten drücken, wobei die Spitze Ihrer Zunge die vorderen Schneidezähne innen berühren sollte.

Das wiederholen Sie 20-mal hintereinander.

Heben Sie den weichen Teil des hinteren Gaumens und das Zäpfchen an und intonieren Sie dabei den Vokal „A“.

Das wiederholen Sie 20-mal hintereinander.

Sie können aber auch Ihre Wangenmuskulatur (Trompetenmuskulatur) stimulieren.

Das erreichen Sie, indem Sie Ihren Zeigefinger in den Mund nehmen und ihn von innen gegen die Wange drücken, wobei der Druck mit der Wangenmuskulatur erwidert werden sollte. Das wiederholen Sie jeweils 10-mal pro Wangenseite.

Wollen Sie mit diesen Übungen effektiv sein, sollten Sie sie 3-mal täglich wiederholen.

Eine weitere Übung besteht darin, sich einen Stift zwischen die Zähne zu klemmen.

Wenn Sie diesen 5 Minuten lang fixiert halten, stärken Sie mit abwechselndem Druck Ihre Kiefer- und Gaumenpartie.

Wenn Sie keinen Stift zur Hand haben oder es lieber ohne Stift ausführen wollen, müssen Sie Ihren Kiefer abwechselnd schließen und öffnen, d. h. zusammendrücken und wieder den Druck vermindern.

Dadurch werden die Muskeln Ihrer Kehlpartie gestärkt.
Eine weitere Möglichkeit, gegen Schnarchen etwas zu tun, ist es, ein Lächeln aufzulegen.

Das bedeutet, dass sie abwechselnd lächeln und wieder ernst sind, lächeln und wieder die Gesichtsmuskulatur entspannen.

Das hilft Ihnen dabei Ihre Unterkiefermuskulatur, aber auch Ihre Nackenmuskeln zu trainieren.

Ihre Zungenmuskulatur können Sie stärken, indem Sie einen Gegendruck erzeugen, d.h., nehmen Sie sich einen Teelöffel und üben Sie mit diesem Druck auf Ihre Zunge aus.

Das wiederholen Sie mehrmals hintereinander, wobei Sie Ihre Zunge auf diese Weise einige Sekunden lang fixiert halten müssen.
Anschließend müssen Sie Ihre Zunge wieder dehnen.

Das erreichen Sie, indem Sie sie mehrere Male in alle Richtungen ausstrecken.

Diese Übung hat sich als eine der effektivsten gegen Schnarchen erwiesen.

Wenn Sie mehrmals am Tag absichtlich gähnen, können Sie damit die Muskeln an Ihrem Hals, aber auch Ihre Nackenmuskulatur stärken.

Diese leichte Übung sollte mehrere Male pro Tag durchgeführt werden, um gegen Schnarchen erfolgreich zu sein.

Gähnen

Gähnen ist ein Phänomen.

Es tritt in unterschiedlichen Situationen auf.

Sie sind müde, haben Langeweile, sind hungrig oder befinden sich im Stress, dann gähnen Sie.

Doch gerade die Tatsache, dass man aus sehr verschiedenen Gründen gähnt, macht es der Medizin schwer, die Ursachen des Gähnens zu ergründen.

Man dachte lange, dass Gähnen durch einen Sauerstoffmangel verursacht wird, was jedoch widerlegt wurde.

Wenn Sie gähnen, bleibt Ihre Gehirnaktivität dieselbe.

Gähnen ist eine Dehnung und Streckung der beteiligten Muskulatur.

Aber dennoch scheint es medizinisch gesehen keinen Hinweis auf die eigentliche Ursache zu geben.

Sie wissen, dass Sie z. B. immer dann gähnen, wenn Sie schläfrig oder müde sind.

Insofern hat physische oder psychische Erschöpfung auf alle Fälle etwas mit Gähnen zu tun.

Das ist normal und sollte Ihnen keine Sorgen bereiten.

Gähnen Sie jedoch übermäßig viel, sollten Sie das als Warnzeichen deuten und über die unmittelbaren Gründe nachdenken.

Diese können sein:

- Schlechter Schlaf
- Schlafmangel
- Hypersomnie (erhöhte Schläfrigkeit)
- Schlafapnoe (Flachatmung durch Luftröhrenblockade)
- Übergewicht
- Fettleibigkeit
- Stoffwechselstörungen
- Depressionen
- Stress
- Mangelerscheinungen (Eisenmangel)

Wollen Sie ständiges Gähnen unterbinden, können Sie vorbeugen, indem Sie die oben genannten Gründe angehen.

Versuchen Sie also z. B. gesunden Schlaf zu bekommen, was bedeutet, dass Sie täglich mindestens 8 Stunden schlafen sollten.

Versuchen Sie Ihr Gewicht zu reduzieren, um gewichtsbedingte Müdigkeit zu verhindern.

Mangelerscheinungen können Sie beheben, indem Sie Ihre Ernährungsweise umstellen.

Stress lässt sich in vielen Fällen durch eine andere Lebensführung ebenfalls vermeiden.

Übungen gegen Gähnen

Wenn Sie den Drang verspüren, gähnen zu müssen, stecken Sie kurz Ihren Zeigefinger in den Mund und tippen Sie mit diesem auf Ihre Zungenspitze.

Oder Sie schließen Ihren Mund und atmen durch die Nase.

Sie können eine Gähn-Attacke aber auch dadurch unterbinden, indem Sie Ihre Zähne aufeinanderbeißen und einige Sekunden so belassen.

Da der Kiefer bei dauerhafter Belastung darunter leiden kann, sollte diese Übung keine Dauermaßnahme sein.

Schluckauf

Jeder kennt das nervige Hicksen, das man „Schluckauf" nennt.

Es taucht plötzlich auf, hat jedoch diagnostizierbare Ursachen.

Das Hicksen, dass 4-60-mal pro Minute entstehen kann, wird physiologisch durch eine ruckartige Kontraktion des Zwerchfells verursacht, die ihrerseits auf eine Magenblähung zurückzuführen ist.

Diese Kontraktion hat ein abruptes, tiefes Einatmen zur Folge, bei dem die Stimmritze verschlossen bleibt.

Dadurch prallt die Atemluft gewissermaßen ab, wodurch ein Hicksen erzeugt wird.

Der Auslöser von akutem Schluckauf ist sehr oft die Aufnahme sehr heißer oder sehr kalter Speisen, aber auch eine hastige Nahrungsaufnahme, kohlensäurehaltige Getränke, Luftschlucken während des Essens, sowie der Alkoholkonsum.

Der chronische Schluckauf kann z. B. durch Magen- oder Speiseröhren- bzw. Kehlkopferkrankungen, aber auch die Refluxkrankheit hervorgerufen werden.

Hält der Schluckauf länger an, z. B. länger als 48 Stunden, sollten Sie einen Arzt aufsuchen, der eine entsprechende Untersuchung der Bronchien und des Blutes vornimmt, um die Gründe herauszufinden.

Tipps gegen akuten Schluckauf

Werden Sie von einem Schluckauf geplagt, können Sie z. B. kurz die Luft anhalten oder ein Glas Wasser schluckweise zu sich nehmen.

Oder aber Sie lassen ein Stück Zucker, dass Sie vorher in Zitronensaft getränkt haben, langsam auf der Zunge zergehen.

Eine andere Möglichkeit besteht in der Ablenkung, damit sich die Atmung kurz entspannen kann.

Lenken Sie sich einfach ab, an dem Sie intensiv an etwas denken.

Eine andere Variante besteht darin, sich von jemanden erschrecken zu lassen.

Tipps gegen chronischen Schluckauf

Dauert das nervige Hicksen länger als 2 Tage hintereinander, könnte es ich um einen chronischen Verlauf der Zwerchfell-Irritation handeln.

Soll einem chronischen Schluckauf entgegengewirkt werden, sollten Sie neben medikamentöser Behandlung, an Atemtraining, Verhaltenstherapien und Entspannungsübungen, wie z. B. Yoga, denken.

Atmung beim Sport

Viele Menschen bemerken ihre Atmung erst dann, wenn sie ihren Körper belasten.

Dann ist es oft bereits zu spät, denn die Leistungsfähigkeit des eigenen Körpers hängt nicht nur vom Aufbau der Muskulatur, vom Erlernen sportlicher Abläufe, sondern auch primär von der richtigen Atmung ab.

Sie werden es sicherlich aus eigener Erfahrung kennen:
Sie müssen eine Zeit lang schnell laufen oder sogar rennen und kommen nicht sehr weit, da Sie plötzlich ein unangenehmes Stechen in der Seite verspüren.

Ihre Leistungsfähigkeit fällt abrupt ab, sie müssen stoppen.

Die Ursachen für derartige Symptome liegen bei der Atmung.

Wenn Sie falsch atmen, können auch sportmedizinische Präparate nicht weiterhelfen.

Auch eine verstärkte proteinhaltige Ernährung gekoppelt mit Muskeltraining führt zwar zu einer leistungsfähigeren Muskulatur, jedoch ist und bleibt Ihre Atmung der eigentliche Motor Ihrer körperlichen Leistung.

Wer Atemtechniken bei seinem Training nicht berücksichtigt, wird spätestens bei der Ausübung der Sportart Schwierigkeiten bekommen.

Die meisten Menschen, die sich sportlich betätigen und dabei Anfänger sind, praktizieren die sogenannte „Pressatmung".

Die Pressatmung wird durch den Verschluss der Atemwege erzeugt, wodurch Ihre Brustkorbmuskulatur stabilisiert wird.

Pressatmung ist bei sportlicher Betätigung mit großen Lasten üblich, denn sie setzt normalerweise erst dann ein, wenn Sie sich sehr intensiv betätigen und dabei bereits über 50 % Ihre Maximalleistung erbringen.

Doch die Pressatmung ist nicht risikolos, denn sie erhöht Ihren Blutdruck so weit, dass es zu Blutdruckwerten von bis zu 400 mm/Hg kommen kann.

Dabei besteht eine Gefahr von Gefäßbrüchen.

Zudem wird die vollständige Herzdurchblutung bei der Pressatmung vermindert.

Lässt die Pressatmung nach, verringert sich auch der intrathorakale Druck, was über eine verstärkte Stimulation des Vagusnervs zur Abnahme der Herzfrequenz führt.

Besonders bei ungeübten Sportlern kann dies zu Ohnmachtsanfällen führen.

Wenn Sie z. B. beim Laufsport ein brennendes Gefühl in Ihrer Muskulatur haben, bedeutet das, dass Ihr Körper nicht genügend Sauerstoff erhält.

Denn der Sauerstoff, den Sie über die Luft aufnehmen, wird in Ihre Körperzellen transportiert, wo er mit Glucose verbunden wird.

Reagieren beiden miteinander, wird Energie freigesetzt, die Sie für Ihre Leistung benötigen. Wenn Sie also bei einer körperlichen Anstrengung nicht lange durchhalten, erhalten die

Zellen Ihres Körpers nicht ausreichend Sauerstoff, was Folgen für die gesamte Zellatmung hat.

Diese Zellatmung, die unter Verwendung von Sauerstoff funktioniert, nennt man *„aerobe Atmung."*

Das Gegenteil von aerober Atmung ist anaerobe Atmung, worin man medizinisch einen ganz einfachen Körperprozess versteht.

„Anaerobe Atmung" geht nicht in den Mitochondrien vonstatten, die sich in Ihren Zellen befinden, sondern im Zytoplasma, wobei die Glucose ohne Zuhilfenahme von Sauerstoff umgewandelt wird.

Bei der aeroben Atmung bleiben Wasser und Kohlendioxid zurück, bei der anaeroben Atmung Glucose.

Das ist ein entscheidender Unterschied, denn bei der aeroben Atmung wird die gesamte Glucose verbraucht.

Es kann mehr Energie freigesetzt werden.

Was bedeutet das nun für die Praxis?

Beim aeroben Stoffwechsel entsteht Energie, die Sie für die Leistung Ihrer Muskeln benötigen. Dies funktioniert bereits bei geringerer Belastung wie z. B. bei langsamem Joggen.

Trainieren Sie dagegen intensiv und belasten Sie Ihren Körper in kurzer Zeit sehr stark, wie z. B. beim Krafttraining oder Yoga, reicht die Energie aus dem aeroben Stoffwechsel nicht mehr aus.
Dann beginnt Ihr Körper damit, die Glucose ohne aufgenommenen Sauerstoff, d. h. durch Milchsäuregärung, in Energie umzuwandeln.

Das entstehende Lactat allerdings kann bei längerer Belastung dazu führen, dass Ihre Leistung abnimmt.

Kraftsport

Treiben Sie Sport, beschleunigt sich Ihre Atmung, denn Ihr Körper verbraucht mehr Sauerstoff als im Normalzustand.

Doch Sie sollten darauf achten, dass Ihre Atmung beim Kraftsport nicht verflacht und sich übermäßig stark beschleunigt.

Denn dadurch nimmt der Körper nicht mehr Sauerstoff auf.
Aber auch die Atmung im Ruhemodus ist wichtig und zu beachten.

Darum sollte sie auch in Pausen zwischen Übungen gezielt reguliert werden.

Um zu entspannen, müssen Sie die Anzahl der Atemzüge pro Minute reduzieren.

Dabei atmen Sie tiefer als normalerweise durch den Mund ein und durch die Nase wieder aus.

Auch das Ausatmen sollte intensiver als sonst sein.

Bei hoher Belastung, wie z. B. beim Hochdrücken einer Bank, atmen Sie z. B. ruhig und tief durch den Mund aus.

Beim Herunterlassen wird dagegen ebenso ruhig und tief durch die Nase ausgeatmet.

Zu vermeiden ist eine hastige Schnappatmung, die durch den Mund erfolgt.

Bei allem ist es wichtig, die Muskelkontraktionen richtig zu koordinieren, d. h. erst wird die Muskulatur während der Übung belastet, danach folgt die Belastung der Muskeln von Zwerchfell und Zwischenrippen für die Lungentätigkeit.

Luftanhalten ist tabu, denn es führt zu Schwindelgefühlen und Ohnmacht.

Atmen Sie immer, aber atmen Sie richtig.

Auch die Muskelkraft hängt von der richtigen Atmung ab.

Sie kann damit tatsächlich bis zu 10 % gesteigert werden, besonders dann, wenn Sie immer darauf achten, dass Sie beim Ausatmen die Bauchmuskeln anspannen, sodass Ihr gesamter Oberkörper stabilisiert wird.

Die richtige Atemtechnik zur Stabilisierung des Oberkörpers ist darum die schon erwähnte Zwerchfellatmung.

Das Zwerchfell ist der stärkste Atemmuskel, über den Sie verfügen und die Zwischenrippenmuskulatur ist dafür verantwortlich, dass durch die Vergrößerung des Brustkorbs mehr Sauerstoff aufgenommen werden kann.

Wenn Sie z. B. Gewichte heben, steigt der sogenannte „intraabdominelle“ Druck an, d. h. der Bauchinnendruck erhöht sich, wodurch dieser wie ein Stoßdämpfer wirkt und dabei Organe, Wirbelsäule und Bandscheiben entlastet.

Atmen Sie nun gezielt in Ihren Bauch hinein, können Sie den Druck erhöhen und zum Schutz der genannten Körperteile und Organe beitragen.

Zudem stärken Sie die Rumpfstabilität und verringern die Verletzungsgefahr durch verbesserte Körperspannung.

Aber auch die Trainingsintensität kann erhöht werden, was wiederum dem Muskelaufbau dienlich ist.

Kraftsport-Übungen

Bei den folgenden Kraftsport-Übungen ist es wichtig, immer dieselbe Grundposition einzunehmen:

- Sie stellen sich mit gegrätschten Beinen hin und lassen Ihre Arme locker baumeln.
- Sie verlegen Ihr Körpergewicht auf Beine und Füße.
- Sie atmen gleichmäßig durch Nase und Mund ein und aus.

Bevor Sie beginnen, atmen Sie tief ein.

Es muss eine ganze Vollatmung sein, d. h. Sie atmen zuerst tief ein und ziehen die Luft in den Bauchraum und dann in den Brustkorb.

Dabei achten Sie darauf, dass diese Reihenfolge auch immer eingehalten wird, denn Ihre Lunge soll sich von unten nach oben mit Luft füllen.
Jede der Übungen muss mehrere Male wiederholt werden:
<u>Übung 1</u>
Halten Sie Ihre Arme nach vorn und strecken Sie sie während des Einatmens nach oben, wo Sie sie ein paar Sekunden lang halten.

Wenn Sie ausatmen, lassen Sie Ihre Arme wieder langsam nach unten sinken.

Übung 2

Atmen Sie tief ein und halten Sie Ihre Arme zuerst nach vorne und dann nach oben gestreckt.

Dann beugen Sie sich mit Ihrem Oberkörper nach vorne, wobei Sie tief ausatmen.

Wenn Ihr Körper ganz nach unten gebeugt ist, umfassen Sie Ihre Knöchel, wobei Sie Ihren Kopf so weit wie möglich zu Ihren Knien herunterdrücken.

Währenddessen atmen Sie die letzte verbleibende Luft in Ihrer Lunge aus.

Übung 3

Strecken Sie Ihre Arme zur Seite aus, wobei Ihre Handflächen nach oben zeigen müssen.

Dann tief einatmen.

Während Sie wieder ausatmen, werden die Arme langsam nach unten gebracht.

Übung 4

Atmen Sie ein, während Sie Ihre Arme zur Seite ausstrecken.

Dann die Armspannung kurz halten.

Wenn Sie wieder ausatmen „umarmen“ Sie sich selbst, d. h. die Arme werden über Kreuz gelegt.

Ausdauersport

Treiben Sie Ausdauersport, wie z. B. Joggen, Schwimmen, Radfahren, kommt es auf die richtige Atmung an.

Natürlich ist es das Ziel der Atmung bei Ausdauersportarten, die länger anhaltende Belastung durchzuhalten.

Wer beim Joggen oder Schwimmen schnell die Luft verliert, muss aufhören.

Gehen Sie joggen, ist es falsch, wenn Sie Ihre Atmung Ihrem Laufrhythmus oder gar der Musik anpassen, die Sie dabei über Kopfhörer hören.

Holen Sie beim Laufen immer tief Luft und dies möglichst tief aus dem Bauch.
Lassen Sie Ihre Atmung nicht flach werden.
Bauchatmung hilft dann auch gegen das unangenehme Seitenstechen, das immer dann entsteht, wenn Sie zu wenig Sauerstoff bekommen und sich das Zwerchfell verkrampft.

Sie können Seitenstechen auch vermeiden, wenn Sie mit der Körperbelastung langsam beginnen und diese dann steigern.

Seitenstechen ist ein Zeichen für Überlastung!

Beim Joggen ist es nicht erheblich, ob die Atmung durch Mund oder Nase erfolgt.

Nur, wenn Sie bei kaltem Wetter laufen, lässt die durch den Mund eingeatmete kühle Luft Ihre Bronchien verengen, womit Ihre Leistungsfähigkeit sinkt.

Luft, die durch die Nase in die Lunge gelangt, ist immer vorgewärmt und somit gesünder.

Wenn Sie schwimmen gehen, werden Sie mit dem Problem konfrontiert, dass sich Ihr Kopf meistens unter Wasser befindet, was das Atmen erschwert bzw. unmöglich macht.

Aus diesem Grunde sollten Sie sich an den sogenannten „Dreierrhythmus" gewöhnen, d. h. Sie tätigen 3 Atemzüge, worauf 1 weiterer Atemzug folgt.

Dabei wird der Kopf beim Atmen zur Seite gedreht.

Ihre Schläfe sollte auf der Oberfläche des Wassers aufliegen, sodass die Schwimmbewegungen nicht gestört werden.

Beim Radfahren gilt es ebenfalls einiges zu beachten:
Die Aerodynamik ist für das Radfahren selbst von Vorteil, die richtige Aufnahme von Sauerstoff allerdings kann sie behindern.

So sollten Sie Ihren Oberkörper nicht zu flach nach vorne strecken, wodurch Sie die Atmung negativ beeinflussen.

Denn verläuft das Ausatmen in dieser Haltung passiv und ist Ihr Brustkorb eingeengt, ist eine flache Brustatmung die Folge.

Halten Sie sich darum auf Ihrem Rad aufrecht.

Luft holen immer durch den Mund, was den Luftwiderstand verringert und gleichzeitig die Muskeln weniger belastet. Sie sparen Energie.

Es ist sinnvoll, das Lungenvolumen zu erhöhen.

Doch Sie können das Organ selbst nicht trainieren.

Was Sie trainieren müssen, ist Ihr Brustkorb, der Ihre Lunge schützend umgibt.

Wichtig dabei ist die Thoraxwand, die ermöglicht, dass sich auch die Muskeln gut bewegen können.

Fetteinlagerungen in der Brustwand reduzieren die Ausdehnung des Brustkorbs nach oben.

Das verringert das Atemvolumen.

Haben Sie einen dicken Bauch, behindern Sie Ihr Zwerchfell bei seiner Dehnung nach unten.

Aus diesem Grunde steht die Steigerung des Lungenvolumens mit einer Gewichtsreduktion in Zusammenhang.

Doch auch das Gegenteil ist schlecht.

Haben Sie zu wenig Gewicht, haben Sie in der Regel auch eine geschwächte Muskulatur.

Aber auch die Körperhaltung ist wichtig. Halten Sie sich z. B. krumm auf dem Fahrrad, kann sich der Brustkorb nicht genügend ausdehnen.

Apnoetauchen

Dieser Begriff bezeichnet „Freitauchen“.

Dabei müssen Sie vor dem Abtauchen ins Wasser tief durchatmen, damit Sie Ihren Luftvorrat für die Dauer des Freitauchens nutzen können.

Dabei steht „Apnoe“ für die Zeit, die Sie unter Wasser die Luft anhalten.

Der Zweck des Apnoetauchens liegt in einer neuen Körpererfahrung, die viele Vorteile mit sich bringt:
Sie lernen selbstsicheres, entspanntes Agieren, wodurch Sie z. B. Angstattacken vermeiden können.

Durch die Atemtechnik wird die Fähigkeit zur Koordination des eigenen Körpers trainiert.
Das wirkt Stress-reduzierend und lässt sich im Leben achtsamer werden.

Die „zweite Luft“

Sie haben es vielleicht schon selbst erleben können, wenn Sie eine Übung oder ein Training sehr intensiv durchführten.

Nicht nur, dass der Schweiß beim Ausdauersport in Strömen fließt, Sie kommen auch an Ihre Leistungsgrenzen und Sie erleben das, was man als „zweite Luft“ bezeichnet.

Eben noch war Ihr Körper erschöpft und plötzlich hat er wieder Kraft zum Weitermachen.

Das Phänomen der „zweiten Luft“ ist auch jenen Sportlern bekannt, die einen hohen Leistungsstand haben.

Die Erschöpfung tritt immer ein, früher oder später.

Die „zweite Luft“, die noch einmal einen Ansporn bringt, geht mit einer gewissen Euphorie einher, die man „Runner's High“ nennt.

Beides tritt sehr häufig parallel auf.

Bevor das Phänomen der „zweiten Luft“ auftaucht, erleben Sie den „toten Punkt“, der immer dann eintritt, wenn Sie Ihre Muskulatur stärker belasten als Sie Ihrem Körper Sauerstoff zuführen.

Der „tote Punkt“ entsteht also aus einer Sauerstoffunterversorgung.

Aber auch die Glykogenspeicher in Ihren Muskeln sind fast aufgebraucht, was bedeutet, dass Sie Ihre Energie durch Milchsäuregärung erhalten.

Das entstehende Lactat bedeutet aber eine Übersäuerung der Muskulatur.

Die Folgen können Schwächeanfälle und Atemnot sein.

Wenn Sie in einer solchen Situation die „zweite Luft“ nutzen wollen, ist es wichtig, nach dem toten Punkt Ihre Leistung kurzfristig zu senken, d. h. die Leistungsintensität herunterzufahren.

Die Folge davon ist, dass es Ihr Körper allein schafft, die Sauerstoffunterversorgung auszugleichen.

Erfahren Sie das positive Gefühl weiterma-chen zu können, werden Endorphine ausge-schüttet, die Ihnen ein glücks- und rausch-ähnliches „Runner's High“ bescheren.

Schlaflosigkeit wegatmen

Viele körperlichen und psychischen Probleme, Beschwerden und Erkrankungen der heutigen Zeit, sind tatsächlich auf Schlafstörungen oder Schlaflosigkeit zurückzuführen.

Wer Probleme hat nachts einzuschlafen, kann Körper, Seele und Geist nicht ausreichend entspannen und erholen.

Doch diese Erholung und Körperregeneration für die Zellen ist wichtig, damit der nächste Tag mit voller Kraft bewältigt werden kann.

Andernfalls drohen chronische Müdigkeit, Gereiztheit, mangelnde körperliche Fitness, Schlappheit, ein erhöhter Stresspegel und auch ein geschwächtes Immunsystem.
Es gibt allerdings nachweislich bestimmte Faktoren, die Sie daran hindern, gesunden Schlaf zu bekommen:
Sie können z. B. zu hell schlafen, das Schlafzimmer kann schlecht gelüftet und temperiert sein, der Sauerstoffgehalt der Luft ist zu gering,
Sie schlafen mit aufgedrehter Heizung oder der Schlafkomfort lässt zu wünschen übrig.

Dann muss Abhilfe geschaffen werden.

Je länger Sie unter Schlaflosigkeit leiden, sich nachts hin und her wälzen und Ihre Atemfrequenz erhöht wird, desto anstrengender sind die Folgen.

Doch auch Schlaflosigkeit oder Schlafstörungen lassen sich wegatmen.
Dafür gibt es bestimmte Techniken, wie z. B. die 4-7-8 Atemtechnik:

- Atmen Sie durch die Nase ein und zählen Sie bis 4.
- Dann den Atem anhalten und bis 7 zählen.
- Danach atmen Sie durch Ihren Mund wieder aus und zählen bis 8.

Während Sie das durchführen, muss Ihre Zunge am Gaumen hinter Ihren oberen Schneidezähnen anliegen.

Dann kann die Luft links und rechts mit einem Zischen entweichen.

Sie können dabei auch die Lippen leicht spitzen.

Diese Übung sollten Sie morgens und abends 4-mal wiederholen, wobei es nicht wichtig ist, wie schnell gezählt wird.

Atmen Sie auf diese Weise länger ein, nehmen Sie automatisch mehr Sauerstoff auf.

Durch das lange Ausatmen wird alles Luft aus der Lunge geholt.

Diese Atemprozesse bewirken die Senkung Ihres Pulsschlags.

Sie können entspannen und gelassen einschlafen.

Eine andere Methode ist die 4-7-11-Atemtechnik, die wie folgt durchgeführt wird:

- Sie atmen 4 Sekunden lang ein und 7 Sekunden lang aus, was sie mindestens 11 Minuten lang wiederholen.

Dabei liegt der Fokus auf dem längeren Ausatmen.

Sie können diese Übung auch auf 15 Minuten erhöhen.

Schlafstörungen können auch mit Entspannungsübungen behoben werden, bei denen der Puls eine wichtige Rolle spielt.

Ziel ist es, diesen zu senken.

Wenn Sie z. B. einen sehr hohen Puls spüren, können Sie durch folgende Übung wieder zur Entspannung zurückfinden:
Legen Sie sich flach auf Ihren Rücken, legen Sie Ihre Hände entspannt auf den Bauch und atmen Sie tief ein, bis die Lungen bis Luft gefüllt sind.

Dann wieder durch den Mund ausatmen.

Das sollten Sie 1 Minute lang praktizieren und bei Bedarf wiederholen.

Zwischen den Wiederholungen jeweils eine kurze Pause einlegen.

Immunsystem stärken

Das Immunsystem ist bereits verschiedentlich genannt worden.

Es besteht im Wesentlichen aus dem Zusammenwirken bestimmter Gewebe, Zellen und neuronaler Signalstoffe.

Neben dem Nervensystem, das den gesamten Körper durchzieht, gehört es zu den komplexesten Systemen überhaupt.

Bereits im Mund werden die ersten Bakterien durch Schleimhäute und Speichel beseitigt oder unschädlich gemacht.

Weiter im Organismus sind es dann Zellen, die der Immunabwehr dienen.

Aber auch die Haut wehrt durch ihren sauren pH-Wert Erreger ab.
Die Magensäure ist ein anderes Beispiel für eine effektive Immunabwehr, aber auch die Darmflora, die selbst aus gesundheitsfördernden Bakterienstämmen besteht.

Es gibt aber auch Fresszellen, die z. B. im Knochenmark entstehen und im gesamten Körper schädliche Eindringlinge bekämpfen.

Auch Ihre Atmung hat einen erheblichen Einfluss auf das Immunsystem.

Das beginnt tatsächlich bereits bei der Geburt.

Der erste Atemzug bewirkt die Ausschüttung bestimmter Signalstoffe, von denen Ihre Immunzellen in den Lungenflügeln für das ganze Leben lang geprägt werden.
Grundsätzlich dient regelmäßiges Atemtraining, das Sie ein- oder zweimal täglich für mehr als 10 Minuten praktizieren, der Stimulierung Ihrer Organe.

Außerdem wird die Durchblutung der Organe erhöht, der Zellstoffwechsel effizienter gemacht und das Immunsystem gestärkt.

Zudem optimieren Sie die Austauschprozesse des Sauerstoffs in Ihrer Lunge.

Es ist möglich, eine gesunde Atmung durch kaltes Duschen zu stimulieren.

Dabei machen Sie sich einen Automatismus der Natur zunutze.

Wird Ihr Körper beim Kaltduschen plötzlich mit Kälte konfrontiert, reagiert er, indem die Atmung aufgrund der Tatsache, dass er Sauerstoff benötigt, sofort vertiefen wird.
Das geht automatisch vonstatten.

Wird so die Wärmeproduktion angekurbelt, wird Fett verbrannt.

Das geschieht durch braune Fettzellen, die durch die sogenannte „kalte Thermogenese“ aktiviert werden.

Die Tiefenatmung setzt ein und die Fettverbrennung steigt an, wodurch Hormone ausgeschüttet werden, die in der Lage sind, kranke Zellen zu eliminieren, Entzündungen zu lindern oder zu hemmen und den Aufbau von Muskelgewebe anzuregen.

Holotropes Atmen

Diese Atemtechnik ist eine Methode, die aus der transpersonalen Psychologie stammt.

Ihr Ziel ist die therapeutische Selbsterfahrung.

Mit speziellen Atemtechniken und ausgewählter Musik versucht man, einen bestimmten Bewusstseinszustand zu erreichen, bei dem psychisch ausgelöste Heilungsprozesse wirksam werden können.

Dem Ursprung des griechischen Wortes nach, hat *Holotropes Atmen* die Erfahrung ganzheitlicher Bewusstseinszustände von Körper, Geist und Seele zum Ziel.

Ursprünglich wurde zu diesem Zweck LSD eingesetzt.
Da es heutzutage zumeist verboten ist, wurde bereits in den 1970er-Jahren die Atmung als Auslöser der erwünschten Zustände herangezogen.

Man führt Holotropes Atmen in der Regel in Gruppen durch.

Jede Sitzung dauert etwa 3 Stunden.

Alle Teilnehmer agieren paarweise, d.h., sie wechseln sich in der Rolle des Atmenden ab.

Dieser muss sich unter der Aufsicht von Fachleuten auf den Boden legen und mit geschlossenen Augen atmen, wobei die tiefe und beschleunigte Atemweise (Hyperventilation) mit spezieller, evozierender Musik gekoppelt wird.

Das soll eine Art Trance verursachen, bei der der Atmende seine eigenen inneren Heilkräfte aktivieren kann.
Besonders das Durchleben von Erfahrungen, die man einmal gemacht hat, kann für den einen oder anderen Teilnehmer zu einer emotionalen Achterbahn führen.

Emotionsausbrüche sind daher bei den Atem-Sitzungen an der Tagesordnung.

Doch Holotropes Atmen birgt auch gewisse Risiken.

Gerade durch die herbeigeführte Hyperventilation fällt der Kohlendioxidspiegel im Blut ab, wodurch Gefäßverengungen verursacht werden können, die wiederum eine Unterversorgung mit Sauerstoff zur Folge haben.

Aber auch das Verhältnis der Säuren und Basen im Körper gerät in eine riskante Schieflage.

Schwindelgefühl bis hin zu Ohnmachtsanfällen können folgen.

Wer akute körperliche Verletzungen hat oder aber sich erst kürzlich einem OP-Eingriff unterzog, sollte Holotropes Atmen nicht erwägen.

Aber auch Menschen mit Asthma oder einer Lungenkrankheit sollten von dieser Atemtechnik Abstand nehmen.

Vorsichtig sollten Sie auch sein, wenn Sie z. B. unter Herz-Kreislaufbeschwerden leiden.

Im Falle von Epilepsie kann Holotropes Atmen Anfälle bewirken.

Entspannung

Die Ziele der Entspannung liegen auf der Hand.

Sie soll vor allem den Stress reduzieren und ganz allumfassend entschleunigen, damit sich Körper und Geist regenerieren können.

Es gibt mehrere Wege sich zu entspannen.

Doch egal, welche Variante Sie wählen, sie benötigen Zeit.

Diese Zeit dient Ihrer Gesundheit.

Sie sollten Sie also unbedingt in Ihren Tagesablauf integrieren.

Die zweite Voraussetzung für eine effektive Entspannung ist der Ort, an dem Sie regenerieren.
Er sollte ruhig sein, damit Sie ungestört Ihre Entspannungs- oder Meditationsübungen durchführen können.

Auch sollte dieser Ort gut belüftet sein.

Alle Ablenkungen, wie z.B. Smartphones, sollten ausgeschaltet werden.

Sie müssen sich ganz auf sich konzentrieren können.

Wenn Sie zur Entspannung z. B. den Vagusnerv aktivieren, von dem weiter oben bereits gesprochen wurde, hilft Ihnen das parasympathische Nervensystem dabei, dem Gehirn neuronal zu signalisieren, Stress abzubauen.

Das betrifft z. B. das Magen-Darm-System, das durch Stresseinfluss sehr stark in Mitleidenschaft gezogen werden kann.

Man nimmt an, dass psychosomatische Erkrankungen im Magen-Darm-Bereich ihren Ursprung haben.

Der Parasympathikus hat aber auch positiven Einfluss auf ihren gesamten Stoffwechsel, der durch Stressfaktoren eingeschränkt funktionieren kann oder verlangsamt wird.

Eine ausbleibende Entgiftung des Körpers führt dann zu weiteren gesundheitlichen Problemen.

Atmen Sie also bewusst, können sie Ihre Nerven über den Parasympathikus beruhigen und dem Gehirn signalisieren, dass es keinen Grund für sympathischen Reaktionsmuster gibt.
Diese werden dann heruntergefahren und Sie erfahren Entspannung.

Ihren Geist können Sie über die Atmung entspannen.

Dafür müssen Sie ihn beobachten d. h. achtsam werden.

Diese Achtsamkeit, und Fokussierung auf die Atmung lässt Sie den Stress buchstäblich „vergessen".

Atmen Sie nur über die Nase ein und aus.

Schließen Sie immer den Mund.

Versuchen Sie gleichmäßig und tief zu atmen.

Es geht um die Zwerchfellatmung.

Zwischen den Atemzügen sollten Sie eine Pause von 2 Sekunden einlegen und beim Ein-

und Ausatmen bis 5 zählen, was 5 Sekunden entsprechen sollte.

Wie lange Sie ein- und ausatmen, kann bei entsprechender Praxis aus 7–10 Sekunden erhöht werden.

Seufzen für die Heilung

Tatsächlich ist der Seufzer ein Mittel, Sie innerlich zu befreien.

Wenn Sie sich angespannt fühlen, seufzen Sie bewusst.

Dafür atmen Sie durch die Nase tief ein, halten Ihren Atem an und zählen dabei bis 3.

Dann die Lippen öffnen und ausatmen.

Dabei seufzend Haaa sagen.
Wenn Sie z. B. in der Pause im Büro diese Übung durchführen wollen, um sich zu entspannen, können Sie den lang gestreckten Haaa-Laut auch stumm vor sich hinsagen.

Versuchen Sie, das lange Haaa mit einer tiefen Stimme zu intonieren.

Je tiefer, desto besser und wirksamer, denn tiefe Töne führen dazu, dass sich Brust-, Hals-, Nacken- und Kopfmuskulatur entspannen.

Wiederholen Sie diese kurze Übung 5-mal.

1:1 Stoßatmung

Eine Einstiegsübung, die sich für morgendliche Beruhigung und als Vorbereitung auf den Tag gut eignet, ist die schnelle Stoßatmung, die man auch 1:1 Atmung nennt.
Atmen Sie ein, strecken Sie Ihre Arme vollständig nach oben aus, wobei Ihre Hände geöffnet bleiben.

Atmen Sie aus, senken Sie Ihre Arme bis auf Höhe der Schultern.

Ihre Hände ballen Sie dabei zu einer Faust.

Wiederholen Sie diese Stoßatmungsübung in rasantem Tempo 20-30-mal.

1:2 Kontrollierte Atmung

Diese Atemübung zielt darauf ab, das parasympathische Nervensystem und den Stoffwechsel in Gang zu setzen.

Somit dient sie der Beruhigung bei Stress, d.h., es wird dem Flucht- oder Kampfreflex des Sympathikus entgegengewirkt.
Es kommt zu einer deutlichen Verlangsamung der Herzfrequenz.

Praktisch geht es dabei darum doppelt so lange auszuatmen, wie einzuatmen (1:2 Atmung), d. h. Sie atmen z. B. 3 Sekunden lang ein und dafür 6 Sekunden lang wieder aus.

Mit der Zeit können Sie die Atemphasen auf 4:8 oder auch 5:10 verlängern.

Um positive Effekte zu erzielen, sollten Sie einen Monat lang jeden Tag etwa 10 Minuten trainieren.

1:1 Boxatmung

Diese Atemtechnik ist überall und zu jeder Zeit anwendbar.

Voraussetzung allerdings ist, dass Sie nicht gerade eine komplizierte oder komplexe Arbeit zu verrichten haben.

Sie sollten Augenblicke wie den Weg zur Bahn oder zum Bus nutzen.

Wenn Sie parallel zu dieser Atemtechnik Ihre Atemmuskulatur stärken, können Sie Ihre Atemfrequenz deutlich verringern und dabei Ihre mentale Konzentrationsfähigkeit und Aufmerksamkeit verbessern.

Nur 5 Minuten Boxatmung und Ihr Körper wird Sie mit tiefer Entspannung belohnen.

Zuerst müssen Sie einmal tief ausatmen, damit Ihre Lunge entleert wird.

Ist sie leer, atmen Sie kontrolliert durch die Nase ein.

Das tun Sie 4 Sekunden lang.

Ist Ihre Lunge mit Luft gefüllt, halten Sie diese 4 Sekunden lang an.

Danach atmen Sie kontrolliert 4 Sekunden lang aus und halten die Luft erneut 4 Sekunden lang an.

Ist das geschafft, wiederholen Sie die Übung, also Ein, 2, 3, 4 ... Stop, 2, 3, 4 ... Aus, 2, 3, 4 ... Stop, 2, 3, 4 ... usw...
Die Mindestübungszeit sollte 5 Minuten betragen.

Bei entsprechender Übung ist es möglich, vom 4er-Rhythmus in einen 5er-Rhythmus zu wechseln.

Yoga und Atmung

Atemtechniken sind nicht nur isoliert für sich zu betrachten.

Sie werden häufig auch zusammen mit Meditationen durchgeführt, die oft aus dem Yoga stammen.

Spezielle Atemmeditationen setzen auf die therapeutische Bedeutung bewusster aktiver und passiver Atmung zur Verbesserung Ihrer körperlichen und geistigen Gesundheit.

Bewusste Atmung steigert die Konzentrationsfähigkeit, den Umgang mit Gedanken, Stress, Ängsten, etc.

Wer bewusst mit der Atmung meditiert, beruhigt seine Gedanken, verlangsamt die Herzfrequenz und reguliert das autonom funktionierende Nervensystem.

Wenn von Yoga die Rede ist, müssen die sogenannten yogischen Atemübungen des Pranayama genannt werden.

„*Pranayama*“ ist ein indisches Wort und bedeutet wörtlich „Energie- bzw.- Atem-Kontrolle“.

Pranayama-Übungen haben eine starke Wirkung auf Ihr Nervensystem, d.h. auf Sympathikus und Parasympathikus.

Das bedeutet:
Beruhigende Übungen legen den Fokus auf die Ausatmung, die das parasympathische System aktiviert, was der Entspannung dient.

Anregende Übungen dagegen wirken durch das Mittel des Einatmens auf den Sympathikus, wobei der Blutdruck erhöht und der Herzschlag beschleunigt wird.

Absolvieren Sie regelmäßig Pranayama-Übungen, werden sie im Allgemeinen ruhiger und gelassener im Alltag.

Nicht nur wird Ihre Fitness besser und Sie versorgen Ihren Körper mit ausreichend Sauerstoff, tiefes Ausatmen unterstützt auch die Körperentgiftung, d. h. der Blutentschlackung.

Yoga-Vollatmung

- Legen Sie sich auf den Rücken und konzentrieren Sie sich auf Ihren Körper und die Atmung.
- Ihre Beine liegen ruhig auseinander, die Arme entspannt neben Ihrem Körper.
- Die Handflächen zeigen nach oben.
- Dann schließen Sie Ihre Augen.
- Wenn Sie dann einatmen, werden die ausgestreckten Arme auf dem Boden ganz langsam Richtung Kopf bewegt.
- Sie beginnen diese Übung, indem Sie in den Bauch atmen.
- Wenn Sie Ihre Arme langsam zum Kopf bewegen, gehen Sie zur Brustatmung über.
- Beim Ausatmen bewegen Sie Ihre Arme wieder an den Körper heran in die Ausgangsstellung.
- Dabei atmen Sie zuerst durch die Brust und dann mit der Bewegung der Arme zurück an den Körper in den Bauch hinein.
-

Das ist eine Runde der Yoga-Vollatmung.

Diese Übung muss 5-10-mal wiederholt werden.

Nadi Shodhana Pranayama

- Setzen Sie sich locker und entspannt auf einen Stuhl, halten Sie Ihren Rücken gerade.
- Legen Sie dazu ein sanftes Lächeln auf.
- Die linke Hand wird mit der Handfläche nach oben zeigend auf das linke Knie gelegt.
- Sie können auch das sogenannte „Chin-Mudra“ anwenden, indem Sie Daumen und Zeigefinger mit den Spitzen berühren lassen.
- Atmen Sie ein.
- Dann werden die Spitzen von Zeigefinger und Mittelfinger Ihrer rechten Hand zwischen die Augenbrauen gesetzt, wobei sie den Ringfinger und den kleinen Finger an das linke Nasenloch legen.
- Der Daumen wird an das rechte Nasenloch positioniert.
- Mit den Fingern öffnen und schließen Sie die Nasenlöcher.
- Sie fangen mit dem rechten Nasenloch an, dass Sie mit dem Daumen schließen und wobei Sie durch das linke Nasenloch ausatmen.
- Jetzt atmen Sie durch Ihr linkes Nasenloch ein und verschließen es dann mit Ihren Fingern.

- Dann das rechte Nasenloch wieder zum Ausatmen öffnen.
- Danach rechts ein- und links ausatmen, um eine Nadi-Shodhan-Runde zu vollenden.

Insgesamt sollten Sie insgesamt 9 Runden durchführen und dabei abwechselnd durch Ihre Nasenlöcher ein- und ausatmen.

Alle Atemzüge sollten tief und lang, aber nicht anstrengend sein.

Kapalabhati-Pranayama

- ➢ Setzen Sie sich bequem hin und halten Sie Ihre Wirbelsäule aufrecht.
- ➢ Dann halten Sie sich entweder die Hand oder ein Tuch vor Ihre Nase und atmen dabei so aus, als würden Sie etwas aus Ihrer Nase entfernen wollen.
- ➢ Konzentrieren Sie sich dabei auf das Schnauben, sodass Ihre Atmung automatisch reguliert wird.
- ➢ Beim Ausatmen wird Ihr Bauch ein wenig nach innen sinken und sich beim Einatmen nach vorne wölben.
- ➢ Dann widmen Sie sich der aktiven Atmung und beginnen mit Ihrer Übung:
  - Atmen Sie entspannt und tief ein, wonach Sie langsam anfangen mit einem leichten Schnauben wieder auszuatmen und danach wieder einzuatmen.
  - Atmen Sie auf diese Weise 20-mal, dann 40-mal und dann 60-mal.
  - Die Atemfolge steigern Sie dann weiter, wobei es wichtig ist, Kopf und Oberkörper nicht zu bewegen.
  - Nur der Bauch soll sich mit der Atmung bewegen.

- Wenn Sie müde werden, machen Sie eine Pause und spüren Sie den Effekten der Atmung nach.

Stressbewältigung

Stress ist einer der Hauptfaktoren der heutigen Zivilisationskrankheiten, zu denen Herz-Kreislauferkrankungen genauso gehören wie Bluthochdruck oder Immunsystemschwäche.

Stehen Sie unter Stress kommt es zur Ausschüttung von Stresshormonen wie Adrenalin oder Cortisol, die Ihren Körper auf den bereits erwähnten sympathischen Flucht- oder Kampfreflex einstellen sollen.

Doch werden dabei oft äußere Signale fehlinterpretiert, sodass es zu überflüssigen Reaktionen kommt.

Die Folge ist, Sie machen sich Stress, wo gar kein Stress notwendig ist.

Stresssituationen bewirken zudem eine drastische Veränderung Ihrer Atmung.

Ihre Bronchien in der Lunge weiten sich, um mehr Sauerstoff aufnehmen zu können, weshalb Ihre Atmung verflacht und sich beschleunigt.

Aber nicht nur dass:
Ihr Blutdruck steigt dramatisch an und Ihr Herzschlag wird schneller.

Ihre Muskulatur wird wegen der Anspannung stärker durchblutet.

Das geschieht, weil sich Ihr Körper automatisch auf einen höheren Energieverbrauch einstellt.

Die Folge ist, dass mehr Zucker in den Blutkreislauf abgegeben wird, was wiederum Ihren Stoffwechsel verzögert.
Auch Ihre Schmerzempfindlichkeit nimmt ab.
Der Körper ist bereit für Kampf oder Flucht.

In der heutigen Zeit, in der es in der Regel keine Kampf- oder Fluchtsituationen mehr gibt, in denen es lebensnotwendig ist, seinen Körper darauf vorzubereiten, ist Stress die unabdingbare Folge.

Sind sie zudem in einer Art Dauerstress, befindet sich Ihr Körper in einem ständigen Zustand der Erregung.

Diesem Aktivierungsmodus Ihres Körpers können Sie mit Atmungsübungen entgegenwirken oder aber vorbeugen.

4 zu 6 Atmung

- Nehmen Sie sich etwa 5 Minuten Zeit.
- Begeben Sie sich an einen Ort, der gut belüftet ist und setzen Sie sich ruhig und entspannt aufrecht auf einen Stuhl.
- Schließen Sie Ihre Augen.
- Alternativ können Sie auch einen Punkt vor sich auf dem Boden fixieren.
- Atmen Sie nun 4 Sekunden lang tief durch Ihre Nase ein und achten Sie darauf, wie sich beim Einatmen Ihre Bauchdecke wölbt.
- Auch Ihre Taille erweitert sich, während sich die Lunge mit Sauerstoff füllt und sich Ihre Schultern mit der Atmung heben.
- Der Sauerstoff durchfließt dann Ihren gesamten Körper, schenkt Ihnen frische Kraft, sodass Sie fühlen, wie Sie stärker, wacher und achtsamer werden.
- Nach jedem Atemzug müssen Sie dann wieder durch die Nase ausatmen.
- Das sollte 6 Sekunden lang dauern.

Wenn Sie die Übung beenden, nehmen Sie den Raum um sich herum wieder wahr bzw. lösen

Sie die Fixierung und spüren Sie den Effekten der Übung eine Weile nach.

Angst und Panikattacken

Stress, Angst und Panik nehmen ihren Ursprung im sympathischen Nervensystem.

Das bedeutet, dass Sie auch hier wieder den Parasympathikus aktivieren müssen, was in der Folge für innere Ausgeglichenheit sorgt.

Wenn Sie tief atmen, ist das die beste Möglichkeit, den Körper und den Geist wieder zu beruhigen.

Durch Tiefenatmung und die Erhöhung des Sauerstoffgehalts des Blutes werden Anspannungen und Blockaden gelöst und Emotionen können besser kontrolliert werden.

Wenn sie in Panik geraten oder Angst bekommen, atmen Sie durch die Brust.
Dadurch weitet sich nicht nur Ihr Brustkorb, es wird auch die Hilfsmuskulatur angespannt und verspannt.

Da Sie dann nur über den oberen Teil Ihrer Lunge atmen, bewirkt, dass der andere Teil der Lunge weniger Sauerstoff bekommt.

Die innere Verspannung verstärkt sich.

Um diese wieder zu lösen, nutzen Sie also die Zwerchfellatmung.

Atemübung gegen Angst und Panik

- Stellen Sie sich aufrecht hin und lassen Sie Ihre Gliedmaßen locker.
- Dann beginnen Sie ruhig und tief durch Ihre Nase einzuatmen.
- Dabei zählen Sie bis 5, und atmen Sie durch den Mund wieder aus.
- Dabei zählen Sie bis 7 und lassen gleichzeitig Ihre Schultern locker nach unten fallen.
- Diese Übung wiederholen Sie 10-mal hintereinander.
- Das können sie dreimal am Tag tun.
- Während der Pausen zwischen den Übungen können Sie Ihre Schultermuskulatur durch Schulterdehnen und Schulterkreisen zusätzlich stärken.

Hilfe bei Asthma

Asthma ist eine Erkrankung der Lunge, bei der sich die Atemwege entzünden.

Charakteristisch für Asthma sind sehr empfindliche Bronchien, die schnell auf äußere Reize, wie z. B. kalte Luft oder Blütenpollen reagieren.

Geschieht das, ziehen sich Ihre Atemwege zusammen und Sie leiden unter Atemnot.

Sind Allergien beteiligt, spricht man von allergischem Asthma.

Es kann sich aber auch um eine vererbte Disposition handeln, die Ihnen ein höheres Allergie-Risiko beschert.

Nicht-allergisches Asthma, das durch Infektionen ausgelöst werden kann, kommt bei 30–50 % aller Asthmaanfälle bei Erwachsenen vor.

Aber es gibt auch Mischformen, bei denen es zu Asthma-Anfällen aufgrund von körperlicher Anstrengung oder Medikamenteneinnahme kommen kann.

Es gibt Atemübungen, die asthmatische Reaktionen lindern können:

Lippenbremse

Diese Atemtechnik hilft bei akuter Atemnot und kann auch als Vorbeugung gegen Atemnot eingesetzt werden:

- Atmen Sie tief durch die Nase ein und dann durch den leicht geschlossenen Mund und locker zusammengepresste Lippen wieder aus.
- Die Wangen sollten dabei leicht aufgebläht werden.
- Durch diese Übung wird der Strom der Luft abgebremst, es entsteht ein Widerstand, wodurch sich die Atemwege erweitern.
- Tätigen Sie einen nächsten Atemzug, können Sie wieder mehr Luft in die Lunge befördern.

Kutschersitz

Mit dieser Atemübung können Sie Ihren Brustkorb entlasten und bei Atemnot die Atmung wieder erleichtern:

- Setzen Sie sich auf die Kante eines Stuhls und beugen Sie Ihren gesamten Oberkörper weit nach vorne.
- Gleichzeitig stützen Sie Ihre Unterarme mit den Ellenbogen, die auf den Oberschenkeln ruhen, ab.
- Sie können sich alternativ aber auch auf der Tischplatte abstützen.
- Auf jeden Fall soll Ihre Körperhaltung an einen sitzenden Kutscher auf seinem Bock erinnern.

Torwarthaltung

Denken Sie bei dieser Übung an einen Torwart in seinem Tor.

- Sie stehen also hüftbreit aufrecht und neigen Ihren Oberkörper leicht nach vorne.
- Ihre Hände stützen Sie auf den Knien bzw. den Oberschenkeln ab.
- Auf diese Weise aktivieren Sie die Atemhilfsmuskulatur im Bereich von Rücken, Schulter und Brust.

Stuhlstütze

Diese Atemübung dient der Beruhigung Ihres Atemstroms.

- Setzen Sie sich dafür verkehrt herum auf einen Stuhl.
- Legen Sie Ihre Arme über die Rückenlehne.
- Dabei sollen Ihre Ellenbogen höher als Ihre Schultern positioniert sein.
- Den Kopf legen Sie dann mit der Stirn auf Ihre Arme, wobei der Rücken rund gemacht wird.

Hilfe bei COPD

COPD (Chronic Obstructive Pulmonary Disease) ist eine schwerwiegende Lungenerkrankung, bei der sich Ihre Atemwege chronisch entzünden und bei der Ihr Lungengewebe nach und nach abgebaut wird.

Sie beginnt oft mit trockenem Husten, Schleimauswurf, Schüttelfrost und Fieber und setzt sich aber dann über starke Atemnot fort, wobei sich Ihr Gesundheitszustand nach und nach verschlechtert.

Die Atmung ist in der Regel beschleunigt und sehr flach, was zu einer Sauerstoffunterversorgung führt.

Sind Sie z. B. durch andere Erkrankungen immungeschwächt, kann COPD lebensgefährliche Ausmaße annehmen.

Die Ursachen für COPD sind unterschiedlich.

So können Bakterien, Viren, Infektionen oder Parasiten Auslöser dieser Lungenkrankheit sein.

Gegen die bei einer COPD auftretende Atemnot helfen grundsätzlich alle Übungen, die auch in Fällen von Asthma empfohlen werden.

Kontaktatmung

Diese Atemübung, die mehrmals täglich durchgeführt werden kann, erfordert eine weitere Person, die Ihnen bei der bewussten Atmung behilflich ist.

- Dabei legt sich die Person, deren Atmung trainiert werden soll, auf den Rücken, wobei das Kopfteil des Bettes tief gelegt sein soll.
- Dann legt man die Hand flach auf den Bauch der betreffenden Person und fordern diese dazu auf, die Hand auf dem Bauch mit jedem Atemzug ruhig wegzuatmen.
- Die Ausatmung wird mit leichtem Druck der Hand auf den Bauch unterstützt.
- Dann wechseln Sie die Lage der Hand, d. h. zuerst legen Sie diese 3–5 Atemzüge lang auf den Bauch, dann auf die Brust und anschließend auf die Flanken.

Das Auflegen der Hand oder Hände hilft der betreffenden Person bei der Atemvertiefung.

„Drehdehnlage"

Um diese Übung durchzuführen und Ihr muskuläres Bindegewebe zu lockern, legen Sie sich auf den Rücken.

- In Rückenlage stellen Sie Ihre Beine angewinkelt auf, wobei die Arme seitlich am Körper liegen.
- Dann heben Sie die Beine in einem rechten Winkel an, führen die Beine in der Luft haltend nach rechts und dann nach links.
- Ihr Oberkörper und Ihre Arme bleiben bewegungslos.
- Führen Sie Ihre Beine zu jeder Seite zwischen 5 und 10-mal.
- Wenn die Übung beendet ist, werden beide Knie gleichzeitig zu einer Seite abgelegt, wobei Sie Ihre Arme zur gegenüberliegenden Seite über den Kopf ausstrecken.
- Halten Sie diese Lage und atmen Sie 5-mal tief ein.
- Dann wechseln Sie die Seite und führen die Übung fort.

Schlusswort

Nun haben Sie einiges erfahren über den Atemprozess und die Funktion der an diesem Prozess beteiligten Organe.

Atmung ist ein Universalschlüssel zu Ihrer Gesundheit.

Wie Mediziner herausfanden, ist der erste Atemzug eines Menschen nach der Geburt bereits wegweisend für sein späteres Leben.

Die schnelllebige Gesellschaft setzt den Organismus vieler Menschen unter Druck.

Da Körper und Geist miteinander gekoppelt sind, sind die Wechselwirkungen gegenseitiger Natur.

Belastung, Leistungsängste und Stress führen dazu, dass die Menschen zu flach atmen und dadurch diese negativen Faktoren nur noch wirksamer werden lassen.

Wichtig ist es, dass Sie zur Zwerchfellatmung bzw. Bauchatmung zurückkehren, die Körper und Geist beruhigt und vorbeugend einsetzbar ist.

Dazu stehen Ihnen Atemtechniken zur Verfügung, mit denen Sie im Alltag ganz kurzfristig z. B. im Straßenverkehr, in der Bahn, im Bus oder im Supermarkt an der Kasse schnell und effektiv das Körperbefinden verbessern können.

Sie sind gut in jeden Tagesablauf integrierbar.

Komplexere Atemübungen, die auch mit Meditationen gekoppelt werden können und z. B. aus dem Yoga kommen, sind schwieriger erlernbar.

In keinem Falle sollten Sie aufgeben, wenn sich Ihre Atmung nicht sofort positiv verändert.

Der Organismus benötigt eine gewisse Zeit, um sich an diese Umstellungen zu gewöhnen.

Denken Sie immer daran, dass die Atmung ein Automatismus ist, den man nicht so leicht abändern kann.

Gehen Sie also an die gesunde Atmung locker und entspannt heran, damit sie zu einem stressresistenten Menschen werden, der Körper und Geist in einem gesunden Gleichgewicht hält.

Über den Autor

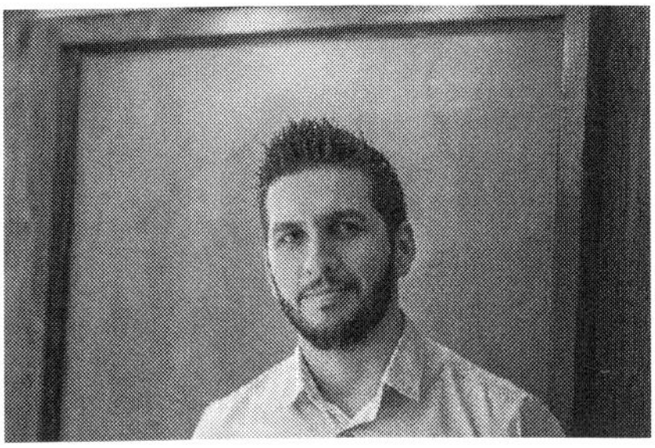

Luca Fiedel, 1988 in Hamburg geboren und aufgewachsen, ist ein aufstrebender Autor für Ratgeber im Bereich der persönlichen Weiterentwicklung. Er ist dafür bekannt komplexe Themen simpel herunter zu brechen.

Er regt seine Leser dazu an die Perspektive persönlicher Probleme zu überdenken und mit einer völlig neuen Herangehensweise anzusetzen. Sie sind dazu angehalten ihre eigenen Stärken wieder zu erkennen und durch die Hürden des Lebens voller Mut und Lebensfreude zu schreiten. Er glaubt daran, dass in jedem Menschen unendliches Potential schlummert, dass darauf wartet entdeckt zu werden.

Dadurch konnten erfolgreiche und nachhaltige Resultate bei der Leserschaft erzielt werden.

Die Bücher von Luca sind so strukturiert, dass nicht nur erprobte Methoden und Hinweise mit an die Hand gegeben werden, sondern auch glasklare Umsetzungspläne enthalten sind, die für wirkliche Ergebnisse sorgen.

Er sieht es als seine Aufgabe an Erkenntnisse zu schaffen, welchen den Menschen die Kraft geben volle Verantwortung für ihren persönlichen Werdegang als auch ihr körperliches und seelisches Wohlbefinden zu übernehmen.

Sie können mir gerne auf Amazon eine Rezension hinterlassen.

Impressum

Covergestaltung: lauurra (fiverr.com)
Coverfoto: depositphotos.com

Atemtechniken

Die geheime Kraft der Atmung

Wie Sie praktische Atemübungen dafür nutzen volle Gesundheit zu erlangen, Entspannung zu finden und unterschiedliche Krankheiten wie Asthma loszuwerden

Der Autor wird vertreten durch:
Lukas Ringler
Thüringer Straße 4
96450 Coburg

Für Fragen und Anregungen:
lrbooks.office@web.de

1.Auflage 2020

Printed in Germany
by Amazon Distribution
GmbH, Leipzig

20339003R00089